Winterblues - Smoothies

50 leichte Powerdrinks aus der Natur

Monika Grande

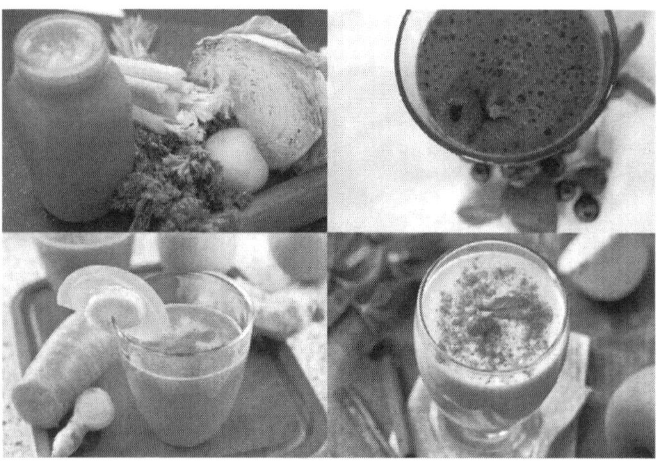

Winterblues Smoothies – 50 leichte Powerdrinks aus der Natur
Monika Grande

ISBN-13: 978-1516877638

Titelgestaltung: Monika Grande

Inhaltsverzeichnis

Vorwort

Der Sommer nimmt Abschied, die Blätter färben sich bunt, fallen zu Boden und begrüßen den Winter. Vieles was im Sommer noch reichlich verfügbar war und frisch geerntet werden konnte, verschwindet vom Speiseplan. Aber so karg wie man vermutet ist das Angebot bei weitem nicht.

Dieses Buch ist die Fortsetzung meines Sommerblues-Smoothie Buches und ich werde euch zeigen, dass sich auch in Herbst und Winter wunderbare Smoothies zaubern lassen. Gerade in den kühleren Jahreszeiten sind vitaminreiche Smoothies besonders wichtig, um jeder Erkältung zu strotzen.

Smoothies, die von innen wärmen mit Chili, Ingwer oder Kardamom, frische vitaminreiche Smoothies gegen den Winterblues, als Vorfreude auf den ersehnten Sommer oder festliche Smoothies mit Zimt und Lebkuchengewürz für die besinnliche Zeit. Auch einige Wildkräuter wie Brombeerblätter oder Vogelmiere aus der freien Natur, die gerade im Winter dafür sorgen, dass die Vitamindepots aufgefüllt bleiben. Im Herbst landen vermehrt Zwetschgen, Grünkohl und Kürbisse im Smoothie.

Während ich im Sommer ausschließlich saisonal frische Zutaten verwende, in der kalten Jahreszeit greife ich auch mal zu dem ein oder anderen Superfood, wie Chia Samen oder Matcha Grüntee, weil sich diese super lagern lassen und etwas Abwechslung versprechen. Auch Tiefkühlobst landet gerne und viel im Smoothie und damit haben wir auch in Herbst und Winter eine wunderbare Smoothievielfalt.

Damit auch blutige Anfänger ihre Freude an dem Buch haben, erkläre ich in den Fragen / Antworten am Ende des Buches vieles rund um Smoothies, auch die Bedeutung der Vitamine und Mineralstoffe sollen nicht zu kurz kommen, genauso wie der gesunde Benefit von Smoothies im Allgemeinen.

Freut euch mit mir auf 50 weitere gesunde Smoothie Rezepte, die uns fit und vital durch die kühleren Jahreszeiten begleiten. Unterteilt in reine grüne Smoothies, grüne und bunte Powersmoothies u.a. mit verschiedenen Flüssigkeiten und exotischen Superfoods und wärmende grüne und bunte Smoothies mit u.a. Zimt, Inger, Kardamom und einer Prise Weihnachtsfeeling.

Vielseitige Smoothie Rezepte, die uns nicht nur mit einer Fülle an Vitaminen und Mineralstoffen versorgen, sondern uns auch dabei helfen die eine oder andere Weihnachtssünde zu verzeihen.

Denn Gesund leben macht Spass!

Monika Grande

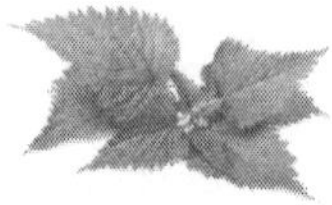

Der Saisonkalender für Herbst/Winter

Monat	Obst	Gemüse/Blattgrün	Wildkräuter
September	Äpfel, Birnen, Brombeeren, Heidelbeeren, Mirabellen, Pfirsiche, Weintrauben, Zwetschgen, Kirschen	Blattspinat, Brokkoli, Chinakohl, Eisbergsalat, Endiviensalat, Feldsalat, Fenchel, Friséesalat, Kohlrabi, Kürbis, Möhren, Rote Bete, Rucola, Salatgurken, Stangensellerie, Tomaten, Zucchini, Wirsing	Borretsch, Breitwegerich, Brennnessel, Brombeerblätter, Brunnenkresse, Gänseblümchen, Rotklee, Sauerampfer, Spitzwegerich, Vogelmiere
Oktober	Aprikosen, Birnen Brombeeren, Himbeeren	Blattspinat, Brokkoli, Chicoree, Chinakohl, Eisbergsalat, Endiviensalat, Feldsalat, Fenchel, Friséesalat, Grünkohl, Kohlrabi, Kürbis, Mangold, Möhren, Rosenkohl, Rote Bete, Rucola, Stangensellerie, Tomaten, Wirsing, Zucchini	Borretsch, Breitwegerich, Brennnessel, Brombeerblätter, Brunnenkresse, Sauerampfer, Spitzwegerich, Vogelmiere
November	Äpfel, Birnen	Blattspinat, Blumenkohl, Brokkoli, Chicoree, Chinakohl, Endiviensalat, Feldsalat, Fenchel, Grünkohl, Kürbis, Knollensellerie, Mangold, Möhren, Rosenkohl, Rote Bete, Stangensellerie, Wirsing	Brombeerblätter, Brunnenkresse, Vogelmiere
Dezember	Äpfel	Chicoreé, Chinakohl, Feldsalat, Grünkohl, Kürbis, Mangold, Möhren, Rosenkohl, Rote Bete	Brombeerblätter, Vogelmiere
Januar	Äpfel	Chicoreé, Chinakohl, Feldsalat, Grünkohl, Rosenkohl, Rote Bete, Wirsing	Brombeerblätter, Vogelmiere
Februar	Äpfel	Chicoreé, Chinakohl, Feldsalat, Rosenkohl, Rote Bete	Brombeerblätter, Vogelmiere

Ganz besonders in den Wintermonaten bereichern einige exotischen Obstsorten wie Granatapfel, Banane, Kiwi, Avocado, Mango, Ananas, Grapefruit, Orange, Nektarine, Mandarine, Feige, Dattel und Kokosnuss das sonst weniger üppige Angebot.

Und los geht's mit meinen Lieblingsrezepten!

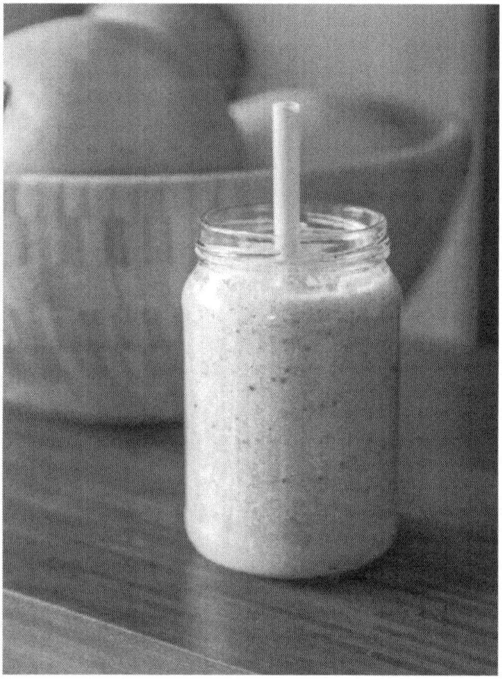

Grüne Smooothies für die Balance

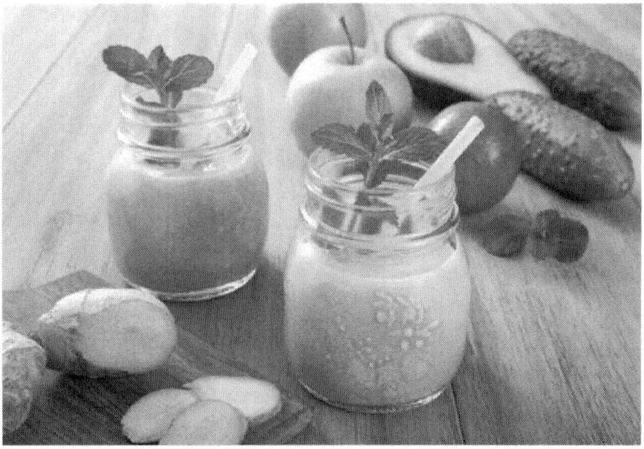

Achte bei der Zubereitung darauf, dass das Verhältnis Blattgemüse zu Obst 50:50 beträgt. Noch besser ist ein Verhältnis von 60% Blattgemüse zu 40% Obst.

Alle Rezepte dienen der Inspiration, daher sind die Mengenangaben auch sehr grob gewählt, man kann auch, wenn gerade vorrätig anderes Blattgrün wählen, oder wenn du irgendeine Zutat nicht magst lass sie einfach weg oder nehme etwas anderes. Der Geschmack des grünen Smoothies leidet dadurch nicht und ein guter Smoothie ist der, der phantasievoll zubereitet, einfach schmeckt!

Rosenkohl-Feldsalat-Smoothie

Wußtest du, dass Rosenkohl doppelt so viel Vitamin C enthält wie Orangen? Aber das ist bei weitem nicht alles, er steckt voller Vitamine (Vitamine A, B1, B2, B6, C, E und K)und Mineralstoffe wie Calcium, Eisen und Magnesium. Rosenkohl wirkt nervenberuhigend, stärkt das Immunsystem und wirkt unterstützend bei der Entschlackung des Körpers. Roh wie er ist, ab in den Smoothie damit!

1 Handvoll Rosenkohl
1 Handvoll Feldsalat
1 Tomate
1 Apfel
1 Banane
Wasser

Alle Zutaten waschen. Falls die äußeren Blätter des Rosenkohls leicht verwelkt sind, diese entfernen. Die Banane schälen, den Apfel vom Gehäuse befreien. Alle Zutaten grob zerkleinern, Wasser beigeben und im Mixer pürieren.

Grünkohl-Zucchini-Smoothie

Die Zucchini gehört zu den Kürbisgewächsen. Aufgrund ihres hohen Wasseranteils von 93% ist sie kalorienarm und mild im Geschmack. Trotzdem enthält Zucchini eine Reihe an wertvollen Vitaminen und Mineralstoffen. Besonders hervorzuheben ist Beta-Carotin, das die Sehkraft unterstützt. Bis in den Oktober hinein bekommt man sie aus heimischem Anbau.

4-5 Blätter Grünkohl
½ Zucchini
1 Birne
1 Orange
1 TL Ahornsirup (Reformhaus)
Wasser

Die Zutaten waschen. Die Orange schälen, die Birne kann bis auf den Stiel verwendet werden. Alle Zutaten grob zerkleinern, Wasser beigeben und im Mixer pürieren.

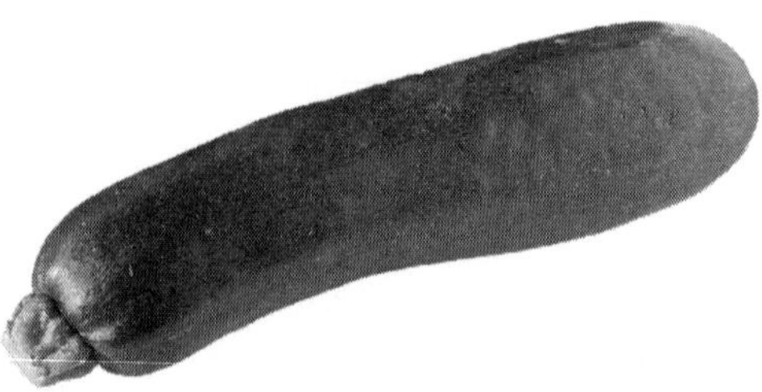

Wegerich-Ananas-Smoothie

Wegerich findet man recht unscheinbar an Wegen und auf Wiesen. Besonders geschätzt wird er wegen seiner antibiotischen, entzündungshemmenden Wirkung, aber Wegerich regt auch den Stoffwechsel an, fördert die Verdauung und hilft somit auch beim Abnehmen.

1 Handvoll Breitwegerich oder Spitzwegerich
1 Handvoll Endiviensalat
½ Ananas
1 Banane
Wasser

Das Blattgrün waschen. Die Ananas von der Schale befreien, der Stunk der Ananas kann ebenfalls verwendet werden, die Banane schälen. Alle Zutaten grob zerkleinern, Wasser beigeben und im Mixer pürieren.

Gut zu wissen! Wildkräuter landen viel zu selten im Smoothie. Dabei gibt es sie gratis meist fast vor der Haustüre oder im eigenen Garten. Das solltest du unbedingt ändern! Wer sich nicht so richtig in die „wilde“ Natur traut, kann von nahezu allen Wildkräutern Samen kaufen und diese im eigenen Garten kultivieren.

Blattspinat-Mandarinen-Smoothie

Wenn heimisches Obst rar wird, feiern von Oktober bis Januar die Mandarinen Hochsaison. Mandarinen überzeugen, mit ihrer milden Süße, nicht nur geschmacklich, sie sind zudem reich an Vitamin A, C und E, Kalium und Calcium. Mandarinen enthalten wenig Fruchtsäure, 100 g enthalten gerade einmal 50 Kalorien und versprechen einen gesunden Genuß!

1 große Handvoll Blattspinat
4 Mandarinen
8-10 entkernte Zwetschgen (frisch oder eingefroren)
Wasser

Den Blattspinat waschen. Die Mandarinen schälen, alle Zutaten grob zerkleinern, Wasser beigeben und im Mixer pürieren.

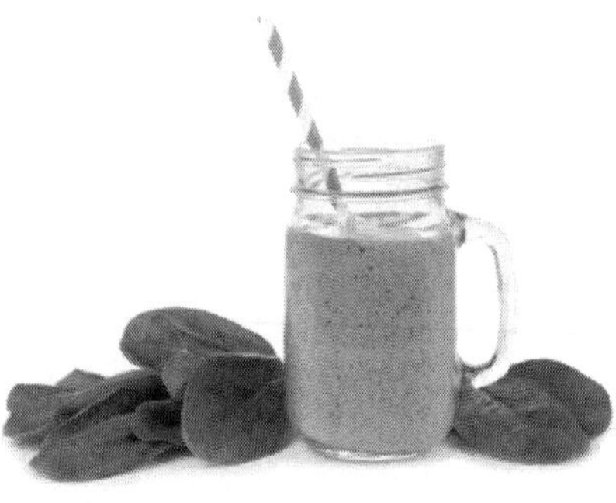

Brennnessel-Dattel-Smoothie

Es gibt kaum ein Wildkraut, das so vielseitig ist wie die Brennnessel. Neben weiteren Mineralstoffen steckt in ihr allein dreimal so viel Eisen wie in Spinat. Brennnessel entgiftet, unterstützt bei der Entschlackung, fördert die Verdauung und ist ein echter Allrounder! Und keine Sorge, auch wenn man bei der Ernte nicht auf Gartenhandschuhe verzichten sollte, sobald die Brennnessel verarbeitet wird, verliert sie ihre brennende Wirkung. Was bleibt, ist ein hervorragender Geschmack und eine unglaubliche Vitalstoffvielfalt.

1 Handvoll Brennnessel
1 Handvoll Rucola
1 Banane
1 Birne
4-5 entkernte Datteln
Wasser

Das Blattgrün waschen. Die Banane schälen, alle Zutaten grob zerkleinern, Wasser beigeben und im Mixer cremig pürieren.

Tipp! Brennnesseln können bis in den Oktober hinein gesammelt werden. Wer auch in den Wintermonaten auf Brennnesseln nicht verzichten möchte, kann sich ganz leicht ein Brennnesselpulver selbst herstellen. Dazu werden die Brennnesseln samt Stiel geerntet, gebündelt und an einem luftigen Ort, perfekt wäre ein Dachboden, kopfüber aufgehängt und getrocknet.

Nach dem Trocknen werden die Brennnesselblätter von den Stängeln abgezupft und z.B. mit einem Mörser zerkleinert. Ab in ein Glas damit und nach Belieben den Smoothies beigeben.

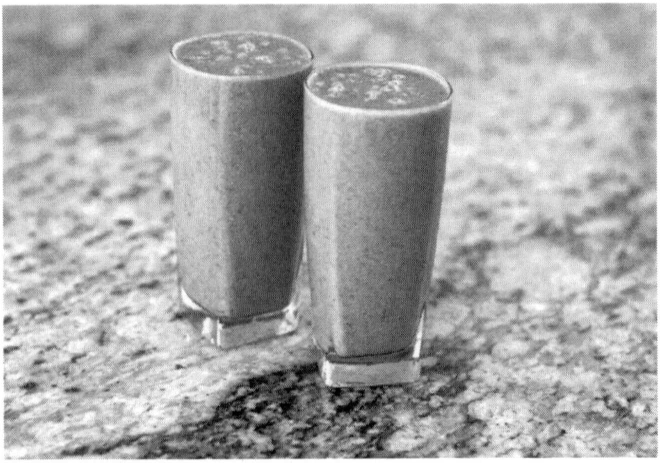

Vogelmiere-Birnen-Smoothie

Birnen sind sehr beliebt, weil sie dem Smoothie eine schöne Sämigkeit verleihen. Aber auch für unsere Gesundheit haben sie einiges zu bieten. Neben Vitamin A und C enthalten sie wichtige Mineralstoffe wie Kalium, Magnesium, Calcium, Phosphor, Zink, Kupfer und Jod. Ein weiteres Plus: Da sie weniger Säuren als Äpfel enthalten sind sie besser verträglich und können von Menschen mit Magenproblemen leichter verdaut werden.

1 Handvoll Vogelmiere
1 Handvoll Feldsalat
1 kleine Handvoll Himbeeren (Tiefkühlware)
2-3 Birnen
Wasser

Das Blattgrün waschen, die Birnen entkernen (wer möchte, kann bis auf den Stiel alles verwenden) und grob zerkleinern, Wasser beigeben. Alle Zutaten im Mixer pürieren.

Tipp! Ich verwende Birnen gerne wenn ich eine gute Sättigung erreichen möchte, denn obwohl sie wenig Kalorien haben (100g / 57 Kalorien), sättigen Sie besser als vergleichbare Obstsorten. Ebenfalls gut zu wissen: Birnen reifen nach, so kannst du auch noch nicht ganz reife Birnen kaufen und zu Hause nachreifen lassen.

Brokkoli-Rotklee-Smoothie

Ich kann es gar nicht oft genug sagen, ich liebe Brokkoli! Um alle Inhaltsstoffe voll und ganz genießen zu können natürlich roh! Geschmacklich ist Brokkoli eher dezent, hat kaum Kalorien, dafür jede Menge Vitamine und Mineralien. Besonders reich ist er an Vitamin C, Magnesium und Calcium. Brokkoli enthält auch Glucosinolate, Vorläufer der Senföle, diese haben eine krebshemmende und gesundheitsfördernde Wirkung. Von Juni bis November bekommen wir Brokkoli aus heimischem Anbau.

2-3 Brokkoli Röschen
1 Handvoll Rotklee Blätter und Blüten (alternativ Blattsalat)
4-5 Mirabellen
1 Orange
½ Avocado
Saft einer Zitrone mit etwas Zitronenschalenabrieb
Wasser

Das Grüne waschen. Die Mirabellen waschen und entkernen, die Orange schälen. Die Avocado halbieren und das Fleisch herauslöffeln. Die Zitrone auspressen, etwas Schale abraspeln. Alle Zutaten grob zerkleinern, Wasser beigeben und im Mixer pürieren.

Tipp! Wer einen Hochleistungsmixer besitzt, kann auch den Avocadokern verwenden. Er ist leicht bitter im Geschmack, strotzt aber voller Antioxidantien. Einfach mal ausprobieren!

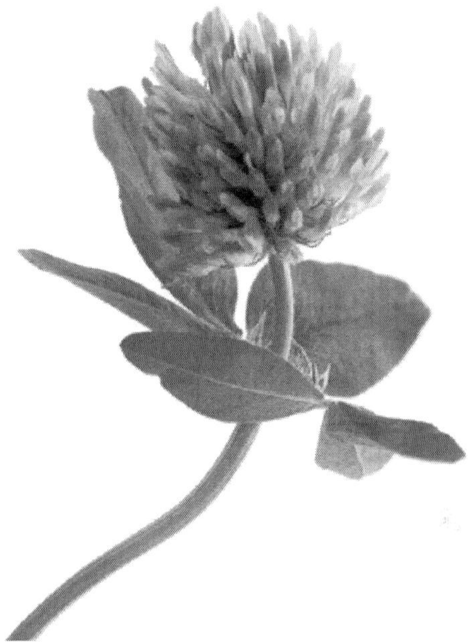

Mangold-Kokosnuss-Smoothie

Genauso wie die Banane und die Avocado, gehört die Kokosnuss zu den Lebensmitteln von denen man sich über lange Zeit ausschließlich ernähren könnte ohne dass ein Mangel entstehen würde. Das wollen wir zwar nicht, zeigt aber wie vielseitig ihre Inhaltsstoffe sind. Neben Vitamin C, E und B ist sie reich an Magnesium, Kalium, Phosphor und Calcium, Eiweiß und Ballaststoffen. Kokosnuss besteht aber auch zu 30% aus Fett und sollte daher aus kaloriengründen nicht täglich im Smoothie „Für Zwischendurch" landen.

1 Handvoll Mangold
1 Handvoll Endiviensalat
½ Ananas
1 Stück Kokosnuss
Wasser

Das Grüne waschen. Die Ananas von der Schale befreien, grob zerkleinern und mit den übrigen Zutaten im Mixer pürieren.

Tipp! So öffnet man eine Kokosnuss:

1. Jede Kokosnuss hat drei Augen, öffne zwei davon mit einem Schraubenzieher, evl. leicht mit einem Hammer draufhämmern. Sind diese geöffnet, kann man das Kokoswasser in ein Glas abfüllen.
2. Lege die Kokosnuss auf einen harten Untergrund und hämmere leicht mit dem Hammer darauf, bis die Schale springt, rundherum hämmern, dann lässt sie die Schale leicht entfernen.

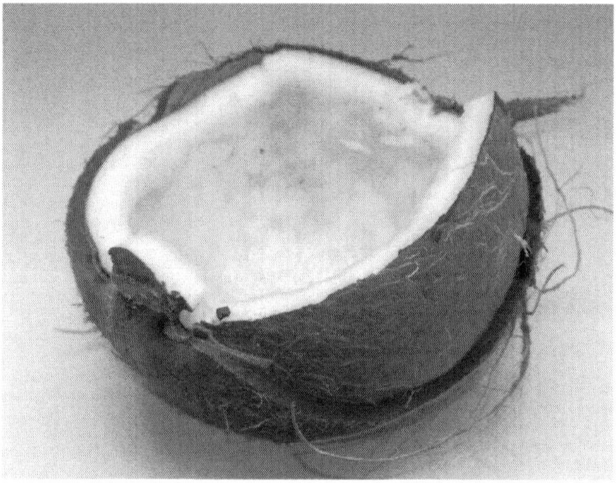

Fenchel-Avocado-Smoothie

Fenchel ist ein echtes Wintergemüse und wer seinen Anisgeschmack schätzt wird mit vielen wertvollen Inhaltsstoffen belohnt. Fenchel regt die Verdauung an, hilft bei Magenbeschwerden und wirkt entzündungshemmend.

1 kleine Fenchelknolle mit Grün
4-5 Grünkohlblätter
1 Avocado
1/8 Biozitrone komplett mit Schale
Nach Belieben mit Salz oder Pfeffer abschmecken
Wasser

Das Grüne waschen. Die Avocado halbieren, vom Kern lösen, und das Avocadofleisch herauslöffeln. Alle Zutaten grob zerkleinern, Wasser beigeben und im Mixer pürieren.

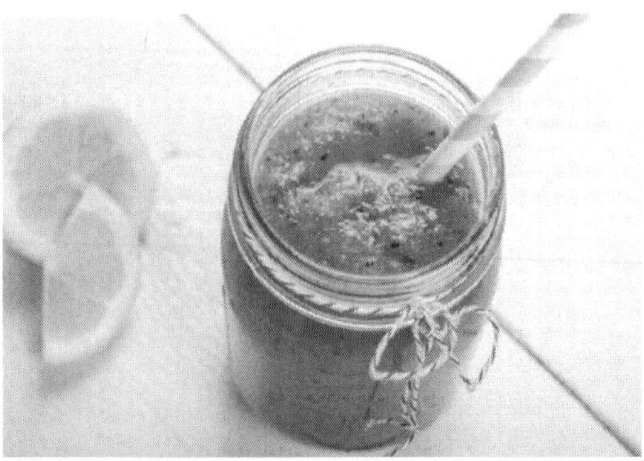

Chicorée-Trauben-Smoothie

Trauben enthalten zwar viel Fruchtzucker, wegen ihrer Inhaltsstoffe mixe ich sie aber sehr regelmäßig in meine Smoothies. Sie stecken voller Antioxidantien, unterstützen uns bei der körperlichen Entgiftung und entschlacken. Der hohe Gehalt des Pflanzenstoffs OPC schützt nachweislich vor Infektionskrankheiten und schützt die Zellen - Trauben sind vor allem eines, ein natürlicher Jungbrunnen!

1 Handvoll Chicorée Salat
Blätter einer roten Beete
½ Bund Petersilie
1 Handvoll Trauben
1 Avocado
Saft einer Zitrone
Wasser

Die Zutaten waschen. Die Avovado halbieren, das Fleisch herauslöffeln. Alle Zutaten grob zerkleinern, Wasser beigeben und im Mixer pürieren.

Gut zu wissen! Trauben reifen nicht nach, daher solltest du bereits beim Kauf darauf achten, dass diese unbeschädigt und reif sind. Dann binnen 2-3 Tagen verbrauchen

Blattspinat-Stangensellerie-Smoothie

Der Stangensellerie ist der König unter den Blutdrucksenkern. Wer den leicht säuerlichen Geschmack schätzt wird mit wenig Kalorien, und jeder Menge Vitaminen und Mineralstoffen belohnt. Viele Ballaststoffe kurbeln zusätzlich die Verdauung an.

1 Handvoll Blattspinat
2 Möhren, samt Möhrengrün
1 Stängel Stangensellerie
½ Salatgurke
Mit Salz und Pfeffer abschmecken
Wasser

Alle Zutaten waschen, grob zerkleinern, Wasser beigeben und im Mixer pürieren.

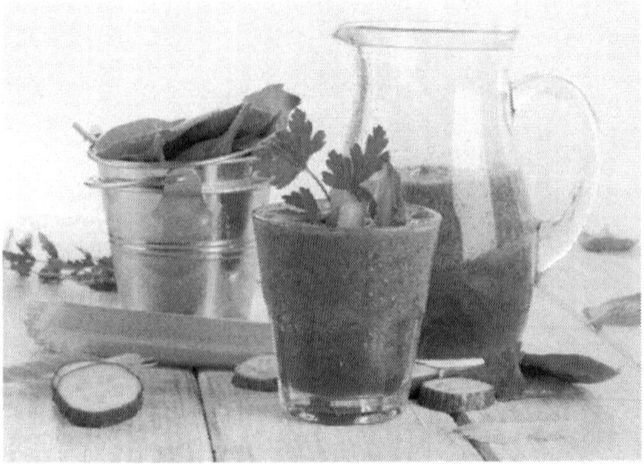

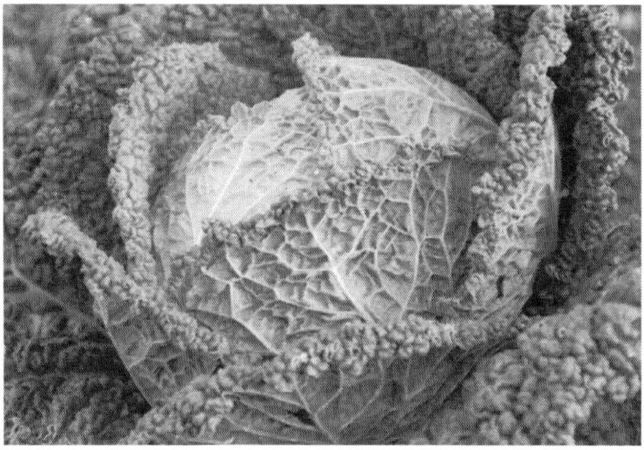

Wirsing-Grapefruit-Smoothie

Wirsing kommt bis in den November hinein Frisch vom Feld, in milden Regionen sogar noch länger. Reich an Folsäure spielt Wirsing eine wichtige Rolle für alle Vorgänge der Zellteilung und der Zellneubildung. Da Folsäure gegen Hitze sehr anfällig ist, ist der Wirsing roh verwendet im Smoothie ein echtes Schätzchen!

3-5 Blätter Wirsing
1 Handvoll Friséesalat
1 Banane
1 Birne
1/2 Grapefruit
3-4 Stängel Minze
Wasser

Das Grüne waschen. Die Banane und die Grapefruit schälen. Alle Zutaten grob zerkleinern und im Mixer pürieren.

Borretsch-Aprikosen-Smoothie

Wie alle orangenen und roten Obst und Gemüsesorten, enthalten Aprikosen neben zahlreichen Vitaminen und Mineralstoffen große Mengen des Naturfarbstoffes Beta Carotin, das der Körper in Vitamin A umwandelt. Vitamin A fördert die Sehkraft, schützt die Haut vor UV-Strahlung und hat stark antioxidative Wirkung.

1 Handvoll Borretsch
1 Handvoll Romanasalat
4-5 entkernte Aprikosen
2 Birnen
1/4 Zitrone (komplett mit Schale)
Wasser

Alle Zutaten waschen, grob zerkleinern, Wasser beigeben und im Mixer pürieren.

Tipp! Wenn Mitte Oktober frische Aprikosen aus den Marktregalen verschwinden, könnt ihr eingefrorene oder getrocknete Aprikosen verwenden.

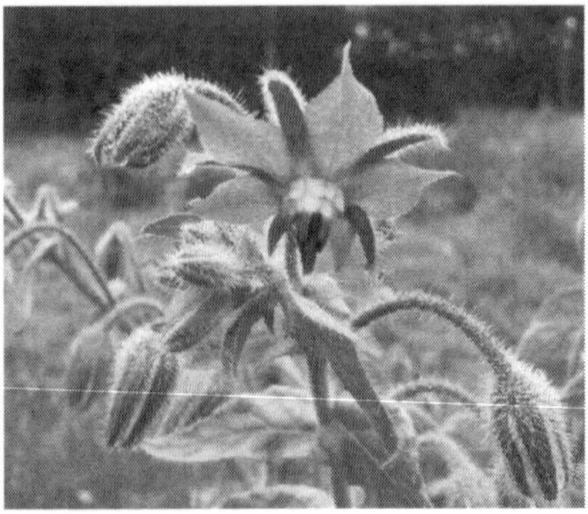

Feldsalat-Paprika-Smoothie

Feldsalat hat von allen kultivierten Salatsorten den höchsten Anteil an Vitaminen und Mineralstoffen. Neben seinem charakteristischen nussigen Geschmack ist er guter Lieferant für Vitamin C, Kalium, Phosphor und Eisen.

1 Handvoll Feldsalat
1 Handvoll Rote Beete Blätter
2-3 Tomaten
1 rote Paprika
1 Stange Stangensellerie
1 Prise Himalaya Salz
Wasser

Alle Zutaten waschen. Den Stunk der Paprika entfernen, die Kerne können nach Belieben entweder entfernt oder verwendet werden. Alle Zutaten grob zerkleinern, Wasser beigeben und im Mixer pürieren.

Gut zu wissen! Kälte verstärkt das nussige Aroma des Feldsalates. Daher schmeckt er in der kalten Jahreszeit am besten! Eingewickelt in ein feuchtes Küchentuch ist er im Kühlschrank einige Tage haltbar und behält seine knackige Frische.

Grünkohl-Kürbis-Smoothie

Kürbisse haben im Herbst und Winter Hochsaison und schmecken nicht nur gut, sondern entwässern auf natürliche Weise den Körper. Außerdem hat Hokkaido-Kürbis neben Beta Carotin noch beachtliche Mengen an Vitamin B1, B2 und B6, Vitamin C und E, sowie Folsäure, Magnesium und Eisen zu bieten.

5-6 Grünkohlblätter
Ein faustgroßes Stück Kürbisfleisch (z.B. Hokkaido)
2 Birnen
1 Karotte
Wasser

Die Zutaten waschen. Der Kürbis kann samt Schale verwendet werden. Alle Zutaten grob zerkleinern, Wasser beigeben und im Mixer pürieren.

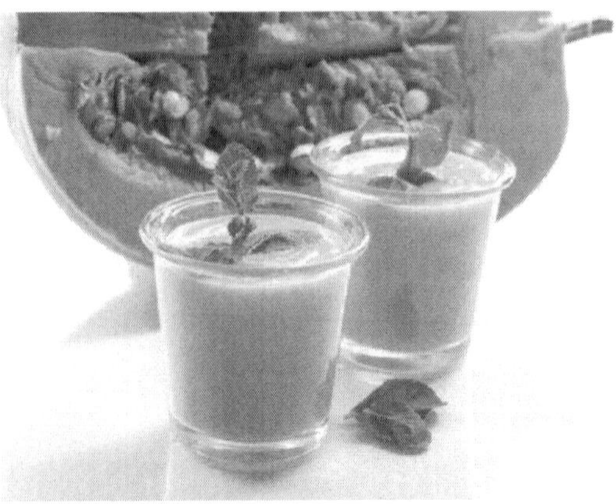

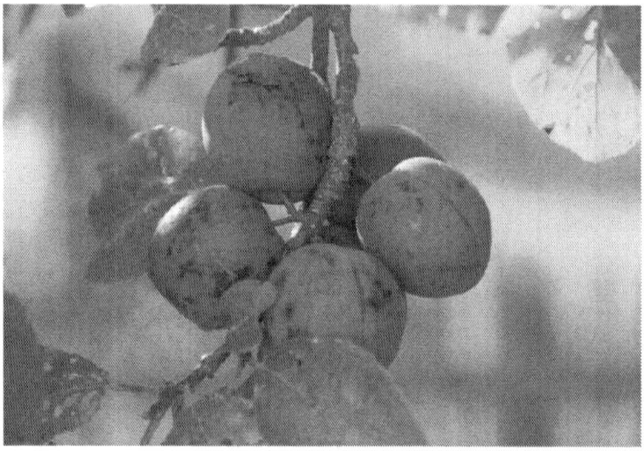

Koriander-Pflaumen-Smoothie

Pflaumen bieten eine breite Palette an wertvollen Inhaltsstoffen. Sie sind schnelle Energielieferanten und enthalten Kalium, Calcium, Eisen, Magnesium und Zink, sowie Provitamin A, Vitamin C und E und B- Vitamine. Bis in den Oktober hinein findet man saisonal heimische Pflaumen auf dem Wochenmarkt. In den Wintermonaten greife ich gerne auf Trockenobst oder Pflaumen zurück, die ich im Spätsommer eingefroren habe.

1/2 Bund Koriander
1 Handvoll Feldsalat
4-5 Pflaumen (entkernt, frisch oder getrocknet)
1 Birne
8-10 Trauben
Saft einer ½ Zitrone
Wasser

Die Zutaten waschen, die Zitrone auspressen, die Birne grob zerkleinern, alle Zutaten unter Zugabe von Wasser im Mixer pürieren.

Chinakohl-Beeren-Smoothie

Blaubeeren enthalten viele Vitamine, besonders Vitamin C und E und Anthocyane, eine Substanz, die die Ablagerungen in den Arterien zurückbildet, zudem freie Radikale einfängt und neutralisiert. Damit kann die Beere vor Herzinfarkten und Schlaganfällen in Folge von verstopften Arterien schützen und die Hautalterung verlangsamen. Blaubeeren sind ein echtes heimisches Superfood!

1 Handvoll Brennnesseln
1 Handvoll Chinakohl
1 Handvoll Brombeeren (Frisch oder Tiefkühlware)
1 Handvoll Blaubeeren (Frisch oder Tiefkühlware)
1 Banane
Wasser

Das Grüne waschen, die Banane schälen. Alle Zutaten grob zerkleinern, Wasser beigeben und im Mixer pürieren.

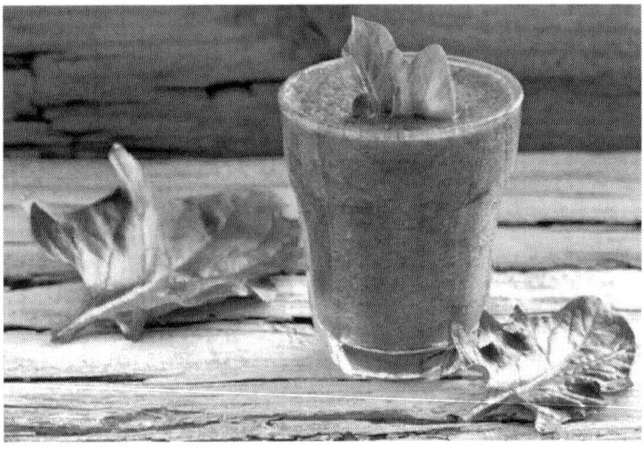

Powersmoothies für mehr Energie und Geschmackserlebnis

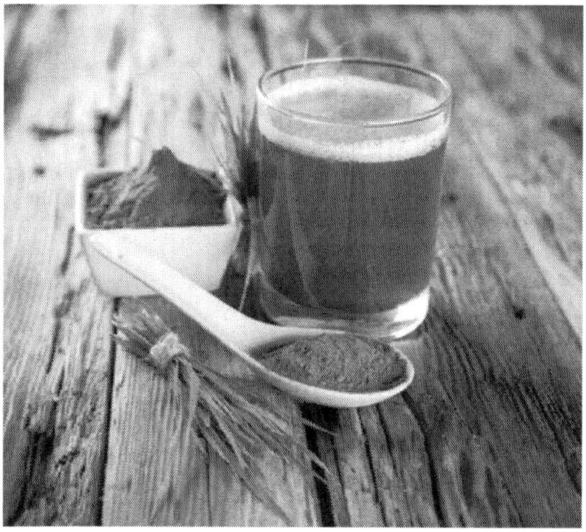

(mit exotischen Superfoods, verschiedenen Flüssigkeiten u.a.)

Smoothies mit Chia Samen und Hanfsamen sind sehr ballaststoffreich und versorgen dich mit allen Pflanzenstoffen und einer reichen Vitaminvielfalt und machen lange satt.
Flüssigkeiten wie Mandelmilch, Orangensaft, Buttermilch und weiteren schaffen eine vielseitige Geschmacksvielfalt ohne dabei zu beschweren.

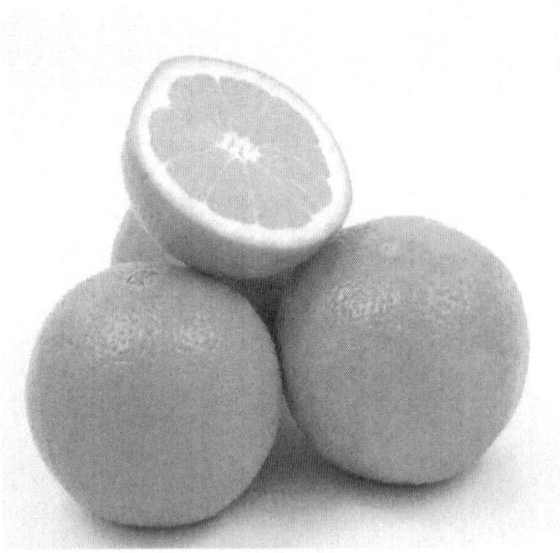

Feldsalat-Orangen-Smoothie

Fruchtig und so gesund! Orangen geben jedem Smoothie eine besondere Note, noch dazu sind sie reich an Vitamin C, Eisen und Phosphor. Ihre Schale steckt voller ätherischer Öle, wer beim Kauf auf Bioqualität achtet, kann daher gerne etwas Schalenabrieb mit in den Smoothie mixen.

1 Handvoll Feldsalat
2 Orangen
2 EL Ahornsirup (Reformhaus)
1 reife Birne
3 EL Quark
1 EL Sesamkörner
Wasser

Das Grüne waschen. Die Orangen schälen, die Birne bis auf den Stiel verwenden. Alle Zutaten grob zerkleinern, Wasser beigeben und im Mixer pürieren.

Blattspinat-Matcha-Smoothie

Seine tiefgrüne Farbe spricht die Sinne an. Längst ist Matcha Tee kein unbekannter Exot mehr und ist in jedem Reformhaus zu finden. Matcha ist ein Extrakt aus ganzen Tee-Blättern, daher sind seine Inhaltsstoffe intensiver als die anderer Grünteesorten. Matcha steigert die Konzentrationsfähigkeit, kurbelt den Stoffwechsel an und schmeckt dazu noch dazu hervorragend. Achte aber unbedingt darauf Bio Qualität zu kaufen!

2 Handvoll Blattspinat (frisch oder gefroren)
2 Äpfel
2 Kiwis
1 EL Ahornsirup (Reformhaus)
1 TL Matcha Tee
Wasser

Die Zutaten waschen. Die Kiwis schälen, alle Zutaten grob zerkleinern, Wasser beigeben und im Mixer pürieren.

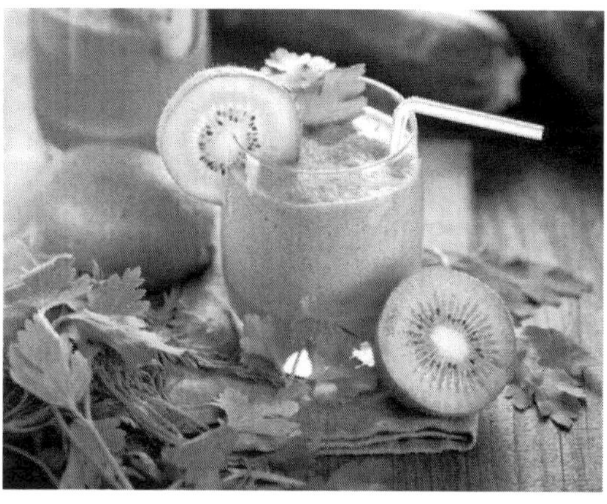

Blaubeeren-Basilikum-Smoothie

Basilikum steckt nicht nur voller Mineralstoffe und Vitamine, besonders die Wirkung seiner ätherischen Öle macht ihn zu einer Heilpflanze mit einem breiten Anwendungsbereich. Basilikum stärkt nicht nur die Verdauungsorgane und beruhigt die Nerven, er hilft auch bei Kopfschmerzen, Blähungen, Appetitlosigkeit, niedrigem Blutdruck, Entzündungen von Nieren und Blase, Erkältungen und Fieber.

1 Handvoll Blaubeeren (Tiefkühlware)
1 Handvoll frische Basilikumblätter
2 Bananen
½ TL Vanille
1 Tasse Mandelmilch
Wasser

Das Grüne waschen. Die Bananen schälen, grob zerkleinern und mit den übrigen Zutaten im Mixer pürieren.

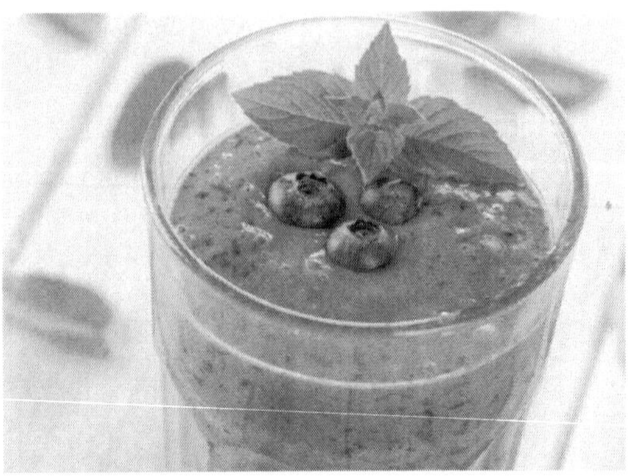

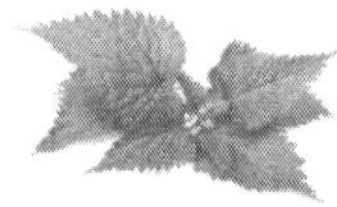

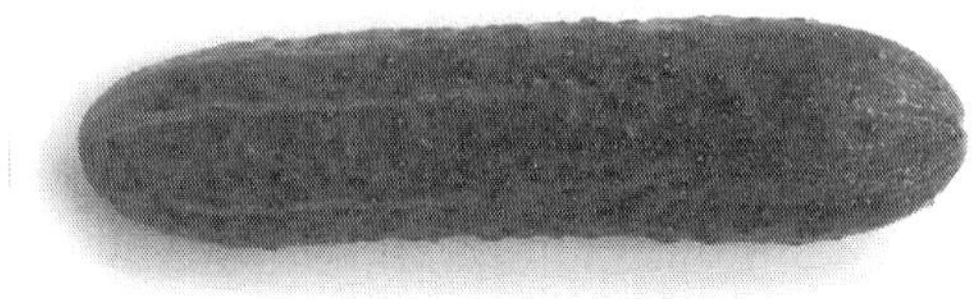

Salatgurken-Bananen-Smoothie

Gurken enthalten vor allem viel Wasser und versprechen so einen leichten Genuss, 100 Gramm enthalten gerade mal 10 Kalorien, aber das ist bei weitem nicht alles. Gurken wirken entwässernd und gehören zu den stark basenbildenden Lebensmitteln, enthalten u.a. Vitamin C und E, Natrium, Kalium, Kalzium, Kieselsäure und Phosphor. Nach September ist leider erstmal Schluss mit frischen heimischen Salatgurken vom Feld, daher solltet ihr den September noch in vollen Zügen mit diesem gesunden Gemüse genießen!

1 Handvoll Kopfsalat oder anderes Blattgrün
1/2 Salatgurke
2 Bananen
1 Apfel
1 Tasse Apfelsaft
Wasser

Das Grüne waschen. Die Bananen schälen, der Apfel kann bis auf den Stiel verwendet werden. Alle Zutaten grob zerkleinern, Flüssigkeiten beigeben und im Mixer pürieren.

Möhren-Himbeeren-Smoothie

Möhren sind kleine Superstars und haben den höchsten Anteil an Beta-Carotin. Beta-Carotin gehört zur Gruppe der Carotinoide, diese wirken antioxidativ, mildern Kreislaufstörungen, stärken die Seekraft und das Immunsystem. Rohe Möhren wirken harntreibend, blutbildend und antibakteriell

4-5 Möhren samt Möhrengrün
1 Handvoll Himbeeren (Tiefkühlware)
1 Spritzer kalt gepresstes Öl (z.B. Leinsamenöl)
1 Tasse Orangensaft
Wasser

Alle Zutaten waschen, grob zerkleinern, Flüssigkeiten beigeben und im Mixer pürieren.

Gut zu wissen! Möhren halten sich länger frisch, wenn man nach dem Kauf das Möhrengrün entfernt. Also dieses am besten gleich smoothen! Viele Studien sagen, dass Beta Carotin nur in Kombination mit Fett vom Körper aufgenommen werden kann. Ich mache gerne einen Spritzer Öl in den Smoothie, weil ich das Gefühl habe, dass er für mich dadurch bekömmlicher wird. Neueste Studien hingegen sagen, dass es für die optimale Verwertung viel wichtiger ist, Möhren bzw. Karotten entweder richtig zu zerkauen oder zu zerkleinern, als Öl beizugeben. Daher ist sie als Zutat im Smoothie definitiv die richtige Wahl!

Blattspinat-Bananen-Smoothie

Wer Chia Samen noch nicht kennt, sollte diese unbedingt mal ausprobieren, denn Chia Samen aus biologischem Anbau sind überdurchschnittlich gesund. Ursprünglich waren Chia Samen Grundnahrungsmittel und Heilmittel der Mayas, mittlerweile sind sie aber auch bei uns ein geliebtes Superfood. Reich an Antioxidantien, Proteinen, Ballaststoffen, Vitaminen und Mineralstoffen verfügen sie über einen überdurchschnittlich hohen Omega3 Anteil. Chia Samen erhöhen die Leistungsfähigkeit, helfen beim Entschlacken, schützen vor Hautalterung und machen satt. ;-)

1 Handvoll Blattspinat
1 Banane
1 Grapefruit
1 Birne
1 EL Chia Samen
1 Tasse Apfelsaft
Wasser

Alle Zutaten waschen, die Banane und die Grapefruit schälen. Die Birne bis auf den Stiehl komplett verwenden. Alle Zutaten grob zerkleinern, Flüssigkeiten beigeben und im Mixer pürieren.

Gut zu wissen! Chia Samen können direkt in den Smoothie gegeben werden oder aber man lässt sie etwas aufquellen, damit sorgen sie für ein länger anhaltendes Sättigungsgefühl. Entweder man weicht die Chia Samen ein paar Stunden vorher ein, oder man macht ein Chia Samen Gel, dieses ist ca. 1 Woche lang im Kühlschrank haltbar und ist so jederzeit parat. Ein Chia Samen Gel kann man im Verhältnis 1:6 aus Chiasamen und Wasser oder einer anderen Flüssigkeit (z.B. Mandelmilch) herstellen. Alles in ein verschließbares Glas und ab in den Kühlschrank.

Noch viel mehr Infos rund um Chia Samen findest du hier! http://www.chia-samen.info/

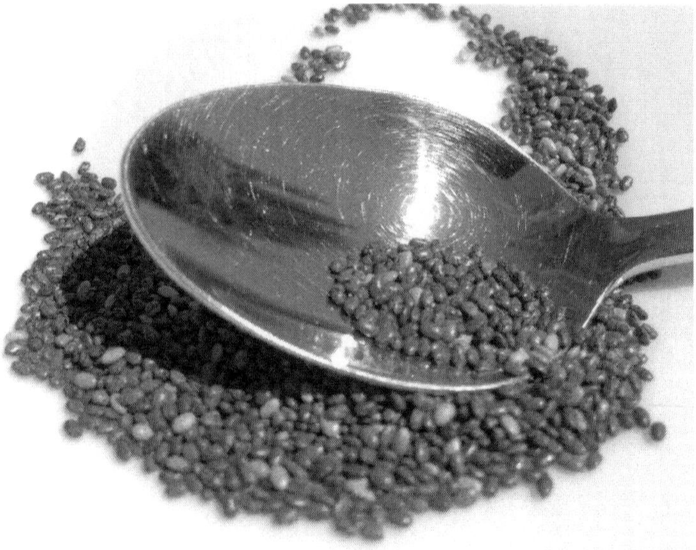

Wildkräuter-Apfel-Smoothie

Ahornsirup ist gesund, ein Naturprodukt, aber auch eine Kalorienbombe und sollte daher sparsam verwendet werden. Im Gegensatz zu herkömmlichem Zucker enthält er hingegen einige wertvolle Mineralien, wie Mineralstoffe Magnesium, Kalium, Calcium und Eisen und darf daher gerne ab und an in meinen Smoothie.

1 Handvoll Wildkräuter(Brennnessel, Vogelmiere)
1/4 Bund Basilikum
1 Apfel
1 EL Ahornsirup (Reformhaus)
1 TL Matcha-Tee
Wasser

Alle Zutaten waschen, der Apfel kann bis auf den Stiel komplett verwendet werden, alles grob zerkleinern, Flüssigkeiten beigeben und im Mixer pürieren.

Gut zu wissen! Dunkler Ahornsirup schmeckt kräftiger, heller Ahornsirup sehr mild. Nach der Lichtdurchlässigkeit wird er auch in Qualitäts-Klassen eingeteilt, umso heller, meist umso teurer. Da der Begriff „Ahornsirup“ nicht geschützt ist solltest du beim Kauf darauf achten, dass es sich um 100% Ahornsirup in Bio Qualität handelt.

Grünkohl-Walnuss-Smoothie

Grünkohl liefert eine Fülle an Vitaminen, Eisen, Proteine, Ballaststoffe, sekundären Pflanzenstoffen und Antioxidantien. Die gute Nachricht ist, dieses Powerfood gibt es den ganzen Winter frisch vom Feld und ist daher gerade in den Wintermonaten für mich einer der wichtigsten Vitaminlieferanten.

5-6 Blätter Grünkohl
1 Banane
1/3 Ananas
3-4 Walnüsse
1 Tasse Mandelmilch
Wasser

Den Grünkohl waschen, die Banane schälen, die Ananas schälen, der Stunk kann verwendet werden, alles grob zerkleinern, Flüssigkeiten beigeben und im Mixer pürieren.

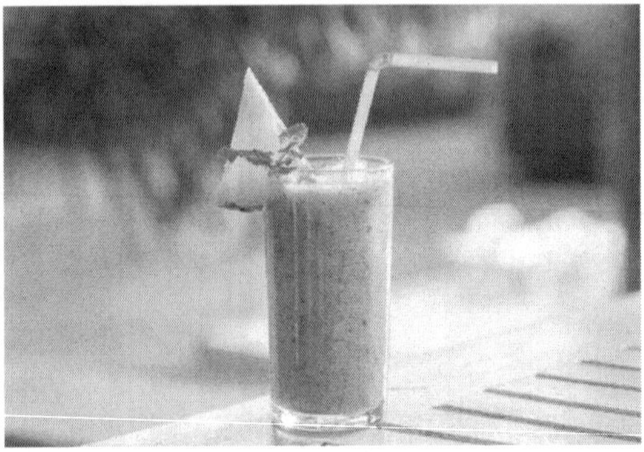

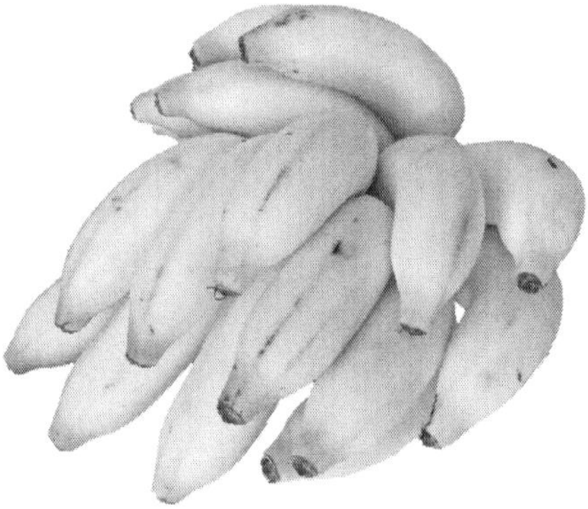

Blaubeeren-Bananen-Smoothie

Hanfsamen gehört zu den besten Proteinquellen überhaupt, denn es enthält alle essenziellen Aminosäuren, die wir für jeden Stoffwechselvorgang brauchen. Da der Körper diese nicht selbst herstellen kann, müssen wir diese über die Nahrung aufnehmen. Die Aminosäuren stärken unser Immunsystem, haben entzündungshemmende Eigenschaften und fördern unsere Regeneration.

1 Handvoll Blaubeeren (Tiefkühlware)
2 EL Hanfsamen (Reformhaus)
2 Bananen
1 Prise Vanille optional
2 Tassen Hafermilch
Evl. Wasser

Die Blaubeeren waschen, die Banane schälen. Die übrigen Zutaten und Flüssigkeiten beigeben und im Mixer pürieren.

Banane-Mandarinen-Smoothie

Bananen sind wahnsinnig beliebt im Smoothie, nicht nur, weil sie ihm eine wunderbar sämige Konsistenz verleihen und gerade in den Wintermonaten Hochsaison feiern, sie sind auch wahre Vitalbomben. Besonders reich an Vitamin B6 und Folsäure, das wir für Wachstumsprozesse und die Zellteilung benötigen. Mineralstoffe wie Kalium und Magnesium stärken die Nerven und helfen uns dabei uns besser zu konzentrieren.

2 Bananen
2-3 Mandarinen
1 EL Ahornsirup (Reformhaus)
1 TL Matcha Tee (Reformhaus)
2 Tassen Mandelmilch

Die Bananen und Mandarinen schälen, alles grob zerkleinern, Flüssigkeiten beigeben und im Mixer pürieren.

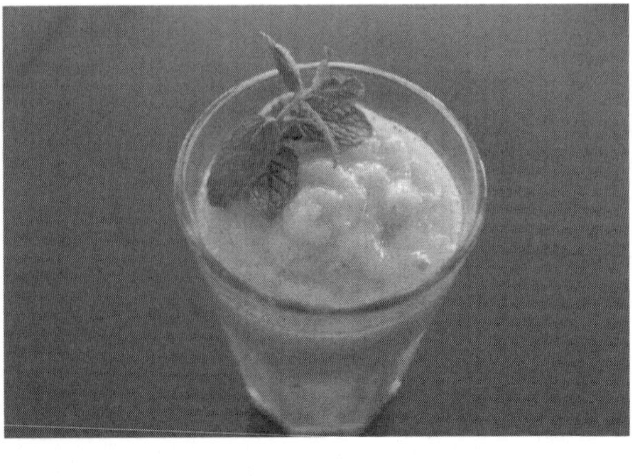

Chinakohl-Kohlrabi-Smoothie

Mit etwas Glück ist Kohlrabi bis weit in den Oktober hinein aus heimischem Anbau zu bekommen. Sein milder Geschmack und das weiche Fleisch machen ihn zu einer beliebten Zutat für Smoothies. Obwohl Kohlrabi kaum Kalorien hat, sorgen seine Ballaststoffe für ein anhaltendes Sättigungsgefühl. Zudem ist er reich an Vitamin C, Folsäure, Eisen, Kalium, Calcium, Magnesium und Senfölen. Eine rundum gesunde Knolle!

1 Handvoll Chinakohl
1 Kohlrabi mit Grün
½ Stangensellerie mit Grün
1 Kiwi
1 Birne
1 Orange, etwas Schalenabrieb
1 EL Chia Samen (Reformhaus)
Wasser

Das Grüne waschen, die Kiwi und die Orange schälen. Alle Zutaten grob zerkleinern, weitere Zutaten und Wasser beigeben und im Mixer pürieren.

Gut zu wissen! Die Kohlrabiblätter enthalten sogar noch mehr Antioxidantien, Vitamine und Mineralstoffe als die Knolle. Auch die Schale ist essbar und sollte bis auf sehr holzige Stellen auf jeden Fall verwenden werden!

Bananen-Dattel-Smoothie

Frische Datteln gibt es in den Wintermonaten von September bis Januar. Sie geben dem Smoothie eine angenehme Süsse, sind aber weit mehr als eine süße Nascherei. Datteln haben für unsere Gesundheit einiges zu bieten, sie sind reich an Ballaststoffen und Mineralstoffen wie Calcium, Kalium und Magnesium. Besonders interessant für uns ist ihr Gehalt an der Aminosäure Tryptophan. Tryptophan wandelt unser Körper in das Hormon Melatonin um. Dieses hilft uns gegen Schlaflosigkeit, Winterdepression und anhaltende Müdigkeit.

2-3 Bananen
5-6 Datteln entkernt
4 EL Haferflocken
2 TL Chia Samen
1 Tasse Hafermilch
Wasser

Die Bananen schälen, grob zerkleinern, Flüssigkeiten beigeben und mit den übrigen Zutaten im Mixer pürieren.

Tipp! Auch wenn ich frische Datteln liebe, kaufe ich diese auch getrocknet. Der Vorteil an getrockneten Datteln ist, dass diese bis zu ein Jahr haltbar sind und ich sie immer da habe, wenn ich Lust auf einen Smoothie mit Datteln habe.

Rote-Beete-Trauben-Smoothie

Rote Beete ist reich an Ballaststoffen, Kalium, Magnesium, Eisen und Phosphor. Gerade der hohe Eisengehalt unterstützt uns bei der Blutbildung, Vitamine (C, B, Folsäure) stärken das Immunsystem.

1 Rote Bete geschält
1 Apfel
10-12 Weintrauben
1/2 EL Matcha Tee
1 Tasse Orangensaft
Evl. Wasser

Die Zutaten waschen. Die Rote Beete schälen, am besten mit Gummihandschuhen, und wie auch den Apfel grob zerkleinern. Flüssigkeiten beigeben und mit den übrigen Zutaten im Mixer pürieren.

Tipp! Am besten ist es man verwendet die Rote Beete roh. Manche scheuen sich davor, nicht zuletzt wegen der starken Farbstoffe. Es gibt auch abgepackte, geschälte und gekochte Rote Beete zu kaufen. Auch wenn durch den Kochvorgang ein paar Vitamine verloren gegangen sind, sind diese immer noch sehr gesund und dürfen daher natürlich auch verwendet werden. Wer also aus Zeitgründen oder sonstigem zu gekochter Roter Beete greift, das ist immer noch viel, viel besser als keine zu verwenden. ;-)

Kürbis-Mandel-Smoothie

Mandeln unterstützen die Gewichtsabnahme, kaum zu glauben, ist aber so. Sie sind reich an Proteinen und verringern die Lust auf kohlenhydratlastige, klassische Dickmacher. Zudem versorgen sie uns mit mehrfach ungesättigten Fettsäuren, enthalten Mineralstoffe wie Magnesium, Calcium, Kupfer und Zink und enthalten große Mengen der Vitamine B und E. Mandeln senken das Herzinfarktrisiko, sowie den Cholesterinspiegel und wirken wohltuend auf Nerven und Leistungsfähigkeit.

1 faustgroßes Stück Kürbis (kann vorher gegart werden)
2-3 Röschen Brokkoli
1 Birne
7-8 Mandeln
1 TL Ahornsirup
2 Tassen Mandelmilch (Reformhaus)

Die Zutaten waschen und grob zerkleinern, Flüssigkeiten zugeben und im Mixer pürieren.

Tipp! Im Reformhaus findet ihr auch Mandelmuss und Mandelpüree. Diese eignen sich genauso für Smoothies wie die ganze Mandel. Da sie in der Herstellung nicht über 42 Grad erhitzt wurden, sind ihre Inhaltsstoffe weitestgehend erhalten geblieben. Mandelmuss bietet noch einen Vorteil, die Mandeln sind bereits püriert und weniger leistungsfähigen Mixern wird etwas Arbeit abgenommen, das Ergebnis ist ein wunderbar sämiger, cremiger Smooothie.

Himbeeren-Feigen-Smoothie

Schon Hildegard von Bingen schätzte die Himbeere als gesunde Frucht. Himbeeren helfen bei Verdauungsstörungen, wirken appetitanregend, entgiftend und entwässernd. Neben Vitamin C und E zählen Folsäure, Magnesium, Eisen und Kalium zu den wertvollen Stoffen in Himbeeren. Flavonoide haben einen antioxidativen und blutreinigenden Effekt und können so entzündlichen Prozessen und sogar Krebs vorbeugen helfen. Noch dazu ist die Himbeere ein leichter Genuß, 100gramm enthalten nur 34 Kalorien!

1-2 Handvoll Himbeeren (Frisch oder TK)
2 Bananen
2-3 entkernte Feigen
Saft einer Limette
5 EL Haferflocken
2 Tassen Orangensaft
Evl. Wasser

Die Himbeeren waschen, die Bananen schälen, die Limette auspressen. Alle Zutaten zusammen mit den Flüssigkeiten im Mixer pürieren.

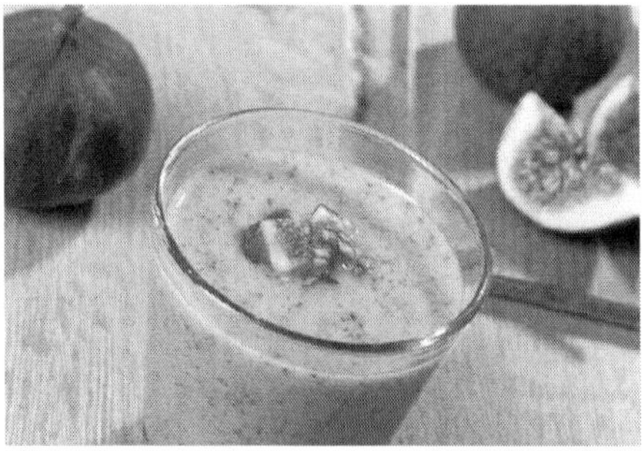

Gurken-Koriander-Smoothie

Bekannt aus der asiatischen Küche zählt Koriander weltweit zu den ältesten Küchenkräutern und Heilpflanzen. Neben seinem charakteristischen Geschmack hat Koriander auch unserer Gesundheit einiges zu bieten. Die sekundären Pflanzenstoffe helfen wirkungsvoll bei der körperlichen Entgiftung und Problemen mit der Verdauung.

1/2 Salatgurke
1 Bund frischer Koriander
1/2 EL Matcha-Tee
1 kleiner Becher Naturjoghurt/ Buttermilch
1 Schuß kaltgepresstes Leinsamenöl
Saft einer halben Zitrone
1 Prise Himalaya-Salz
Wasser

Die Zutaten waschen, die Salatgurke grob zerkleinern. Alle Zutaten zusammen mit den Flüssigkeiten im Mixer pürieren.

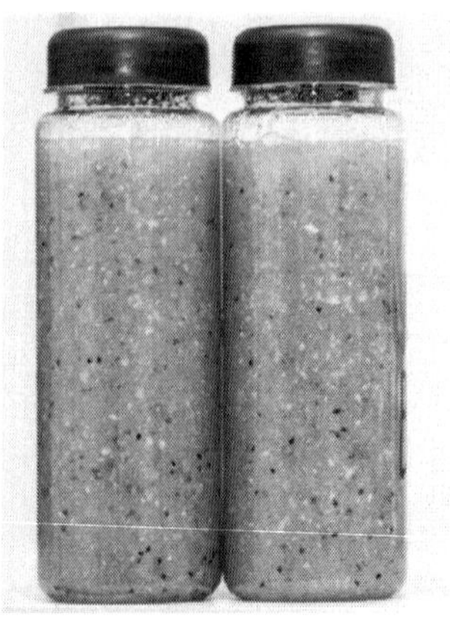

Mango-Banane-Smoothie

Mango ist reich an Beta Carotin, einer Vorstufe des Vitamin A, schützt die Sehkraft und beugt vorzeitiger Hautalterung vor. Aber auch B Vitamine, Vitamin C und E, sowie Mineralstoffe wie Magnesium, Kalium und Calcium stecken in hohen Dosen in der Tropenfrucht. Neben all den gesunden Inhaltsstoffen schmeckt die Mango, mit ihrer feinen Süße, tollen Konsistenz und einer Prise Exotik, einfach super lecker!

1 Mango
2 Bananen
6-7 Mandeln
1-2 Feigen (getrocknet)
1 Tasse Mandelmilch
1 EL Chia Samen
Wasser

Die Mango schälen und das Fleisch um den Kern herum lösen. Die Bananen schälen grob zerkleinern und mit den übrigen Zutaten und Flüssigkeiten im Mixer pürieren.

Gut zu wissen! Mangos reifen nach. Die Farbe der Schale sagt nichts über den Reifegrad der Frucht aus, die Schale kann rot, grün, gelblich oder orange sein. Kleine schwarze Pünktchen auf der Schale hingegen sind ein Zeichen der Fruchtreife. Eine Mango ist reif, wenn sie auf Fingerdruck leicht nachgibt und eine leichte Wölbung bleibt.

Stangensellerie-Apfel-Smoothie

Äpfel landen oft im Smoothie und das aus gutem Grund, sie haben einen super Nährwert und dabei wenig Kalorien. "An apple a day keeps the doctor away." ist nicht nur eine Redewendung, die Inhaltsstoffe in Äpfel sind vielseitig und wer täglich einen Apfel ißt, stärkt aktiv das Immunsystem. Neben zahlreichen Vitaminen und Mineralstoffen, enthalten Äpfel Pektin, das den Cholesterinspiegel senkt, Schadstoffe bindet und danach ausschwemmt

1-2 Stängel Stangensellerie (mit Grün)
1 Apfel
2 Mandarinen
1 Banane
2 TL Honig
Wasser

Das Grüne und den Apfel waschen. Die Mandarinen und die Banane schälen. Alle Zutaten grob zerkleinern, Wasser beigeben und im Mixer pürieren.

Gut zu wissen! Fast zwei Dritten der Vitamine sind in Apfelschale oder direkt darunter. Wer Äpfel schält, schält also auch die Vitamine ab. Die Schale ist zudem reich an Eisen, Magnesium und ungesättigten Fetten.

Das wärmende Plus: Smoothies mit einer Prise Weihnachtszauber

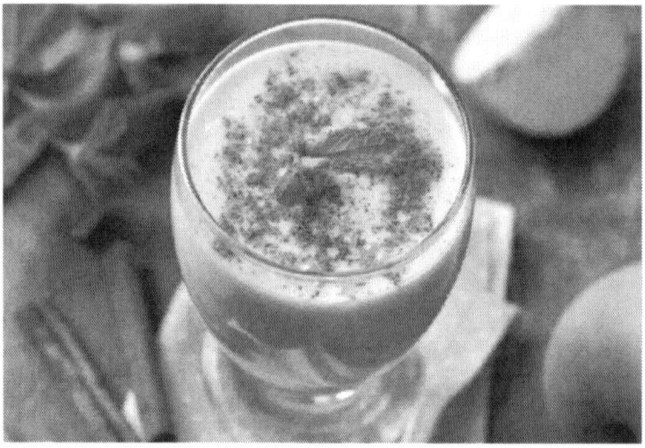

Wärmende Gewürze gegen den Winterblues

Was, der Winter soll keine Smoothie Zeit sein? Fehlanzeige! Statt Eiswürfel kann man einen Smoothie leicht anwärmen oder von innen wärmende Gewürze verwenden. Draußen tobt der Sturm, es ist eiskalt und ungemütlich. Aber wir sitzen im Warmen mit einem Smoothie in der Hand, der uns auch von innen wärmt.

Es gibt eine ganze Reihe von wärmenden Gewürzen, wie Chili, Ingwer, Knoblauch, Kurkuma oder Zimt, die natürlich die Verdauung unterstützen, die Durchblutung fördern und das Immunsystem stärken.

Woran im Sommer nicht zu denken ist, in Herbst und Winter sind diese Smoothies, ob süß oder deftig ein wahrer Genuß. Aber geht sparsam damit um, tastet euch langsam heran, diese Gewürze haben es in sich.

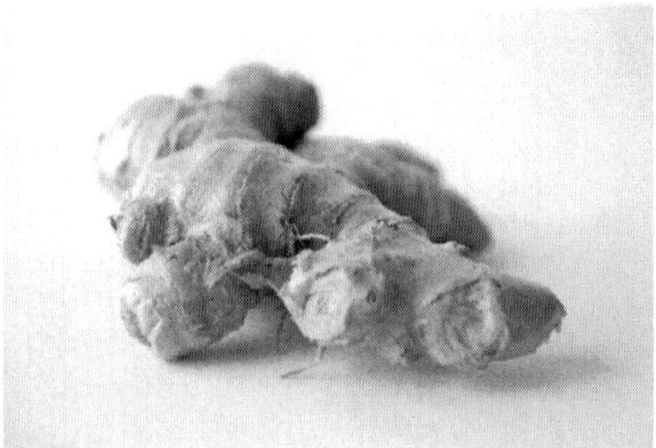

Grünkohl-Mandarinen-Smoothie

Ingwer zählt zu den ältesten Heilpflanzen überhaupt und dieser hat es in sich, nicht nur wegen seiner Scharfstoffe und einen intensiven Geschmack. Seine Wurzel enthält ca. 3% ätherisches Öl mit Substanzen wie Geranial, Neral und Zingiberol. Weitere wichtige Wirkstoffe sind seine Scharfstoffe wie Gingerole und Shogaole. Ob bei Reisekrankheit, Schlappheit, Arthrose, Erkältungen oder Muskelschmerzen oder präventiv gegen Krebs . Ingwer hilft immer – auch gegen Kälte im Winter. ;-)

4-5 Blätter Grünkohl
1 Handvoll Spinat
1 Banane
2-3 Mandarinen
1 Pampelmuse oder 1 Grapefruit
Saft einer ½ Zitrone
1 Prise Vanille und 1 cm Stück Ingwer
Wasser

Das Grüne waschen. Die Mandarinen, die Banane, den Ingwer und die Pampelmuse schälen, die Zitrone auspressen. Alle Zutaten grob zerkleinern, Wasser beigeben und im Mixer pürieren.

Mango-Mandel-Smoothie

Zimt hat, reich an ätherischen Ölen, entzündungshemmende, antibakterielle und desinfizierende Wirkung. Es lindert Darmverstimmungen, regt die Verdauung an und wirkt blutdruckregulierend. Zimt kurbelt den Kreislauf und den Stoffwechsel an und senkt den Cholesterinspiegel - Und für den Smoothie im Winter erzeugt Zimt ein wohlig warmes Gefühl.

1 Handvoll Mandeln
1 Mango
2 Äpfel
1 Prise echte Vanille (gemahlen)
1 Prise Zimt
Wasser

Die Mango schälen, das Fleisch um den Kern herum lösen. Die Äpfel waschen und grob zerkleinern. Alle Zutaten unter Zugabe von Wasser im Mixer pürieren.

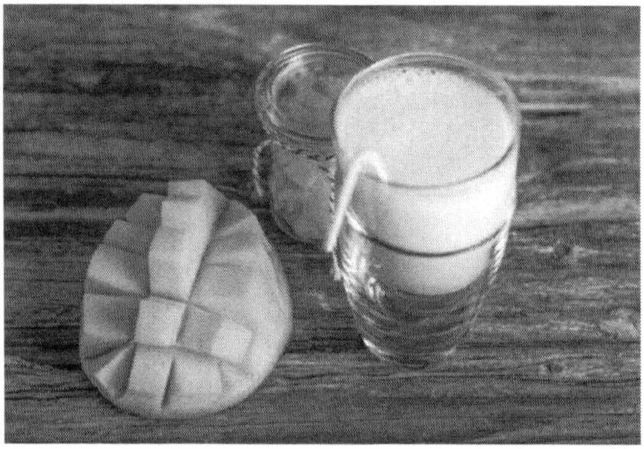

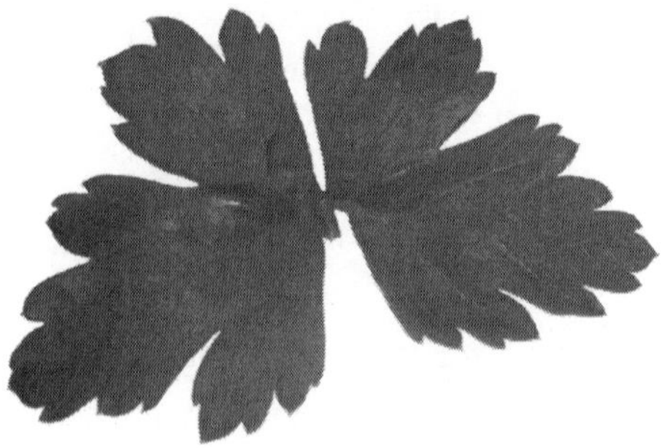

Petersilie-Dattel-Smoothie

Petersilie glänzt mit einer Fülle an Vitalstoffen – enthält ätherische Öle, sekundäre Pflanzenstoffe, Mineralstoffe wie Kalium, Eisen, Mangan, Schwefel und Zink, Vitamin A, C , E und Beta Carotin. Volle gebündelte Power, die sich positiv auf unsere Gesundheit auswirken, Petersilie wirkt u.a. antibakteriell, entzündungshemmend, entwässernd und blutreinigend.

1 Bund Petersilie
1 Handvoll Feldsalat
3 reife Birnen
3-4 entkernte Datteln
1/8 Zitrone mit Schale
1 cm Stück Ingwer
Wasser

Das Grüne waschen. Den Ingwer schälen, alle Zutaten grob zerkleinern und unter Zugabe von Wasser im Mixer pürieren.

Koriander-Orangen-Smoothie

Koriander ist weit mehr als ein Gewürz, er hat eine hervorragende Heilwirkung, die er vor allem seinen ätherischen Ölen verdankt. Koriander wirkt magen- und nervenstärkend, beruhigend, antibiotisch, krampflindernd sowie entzündungshemmend. Korianderkraut wird gerne auch zur Unterstützung von Entgiftungs- und Entschlackungskuren eingesetzt.

1/2 Kopfsalat (oder anderes Blattgrün)
2 Orangen
1 cm Stück Ingwer
1-2 Stängel Koriander
1 kleine Knoblauchzehe
Wasser

Das Grüne waschen. Die Orangen, die Knoblauchzehe und den Ingwer schälen, Wasser beigeben und im Mixer pürieren.

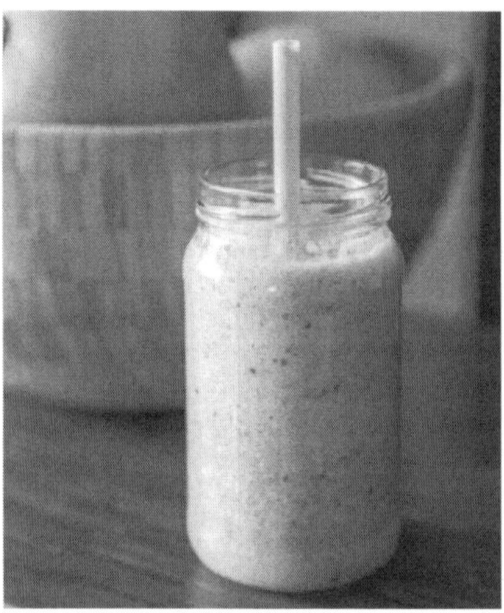

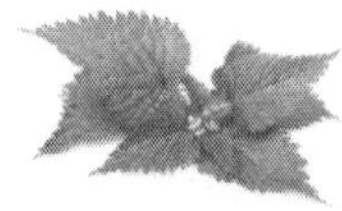

Blattspinat-Mandelmus-Smoothie

Die antioxidativen Stoffe und Vitamine im Spinat schützen vor verschiedenen Krebserkrankungen. Durch Umwelteinflüsse und Prozesse im Körper kommt es zu oxidativem Stress und die Vitamine C und A wirken dem entgegen. Mit Spinat bleibt auch der Geist fit, denn alle Gemüsesorten mit dunkeln Blättern schützen das Gedächtnis vor vorzeitiger Alterung.

1-2 Handvoll Blattspinat
3 Mandarinen
2 Bananen
1 cm Stück Ingwer
½ Teelöffel gemahlener Kardamom
1 Teelöffel Bio-Vanillepulver
2 EL Mandelmus (Reformhaus)
Wasser

Den Spinat waschen, die Bananen, den Ingwer und die Mandarinen schälen. Alles grob zerkleinern, weitere Zutaten und Wasser hinzugeben und im Mixer pürieren.

Tipp! Wer nicht immer frischen Spinat oder Tiefkühlware bevorraten möchte, in nahezu jedem Reformhaus gibt es Spinatpulver in Bioqualität, das sich auch hervorragend für Smoothies eignet.

Brombeerblätter-Birnen-Smoothie

Gratis vor der Haustüre, ab in den Smoothie! Brombeerblätter enthalten Fruchtsäuren, Flavonoide und Gerbstoffe. Die Gerbstoffe sind dafür verantwortlich, dass Brombeerblätter bei der Behandlung von Durchfallerkrankungen Verwendung finden. Der Geschmack der Brombeerblätter ist herb-aromatisch.

1 Handvoll Brombeerblätter
4-5 Blätter Grünkohl
2 Nektarinen
1 Birne
1/2 TL Zimt
Wasser

Die Zutaten waschen, grob zerkleinern und unter Zugabe von Wasser und Zimt im Mixer pürieren.

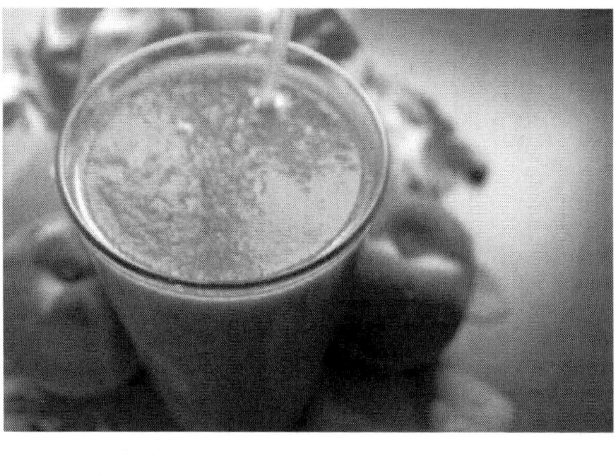

Bananen-Avocado-Smoothie

Was bei uns als Curry bekannt ist, hat nichts mit dem Currybaum zu tun. Curry ist kein eigenständiges Gewürz, sondern eine Gewürzmischung, das aus bis zu 36 verschiedenen Gewürzen besteht. Bestandteil von Curry sind z.B. Senfkörner, Bockshornklee, Nelken, Kurkuma, Chili, Zimt, Piment Ingwer, Kardamom, Pfeffer, Koriander Fenchelsamen und Kreuzkümmel. Auch Krebspatienten können von der gesunden Wirkung von Curry profitieren. Der Curry-Bestandteil Kurkuma schwächt die Krebszellen und hemmt so das Tumorwachstum. Gleichzeitig werden gesunde Zellen gestärkt und dadurch anderen Zivilisationskrankheiten vorgebeugt. Curry wirkt entzündungshemmend, regt die Verdauung an und entschlackt den Körper.

2 Bananen
2 Orangen
1/2 Avocado
1 kl. Becher Naturjoghurt
½ TL Curry
1 Prise Kardamom
Wasser

Die Bananen und Orangen schälen. Die Avocado halbieren, das Fleisch herauslöffeln. Alles grob zerkleinern, weitere Zutaten und Wasser beigeben und im Mixer pürieren.

Chinakohl-Birnen-Smoothie

Kardamom verleiht dem Smoothie einen ganz eigenen Geschmack, daher sparsam verwenden. Die ätherischen Öle des Kardamom regen die Verdauung an, aber nicht nur das, sie helfen bei der Fettverbrennung und wirken, wie auch Ingwer, als natürliche Aphrodisiaka.

1 Handvoll Chinakohl
1 Handvoll saisonale Wildkräuter (z.B. Vogelmiere, Brennnessel)
2 Birnen
½ Avocado
Saft einer 1/2 Zitrone
1 cm Stück Ingwer
1 Prise Kardamom
1 Prise Himalaya Salz
Wasser

Das Grüne und die Birnen waschen. Die Avocado halbieren, das Fleisch herauslöffeln. Die Zitrone auspressen, den Ingwer schälen. Alles grob zerkleinern und mit den übrigen Zutaten unter Zugabe von Wasser im Mixer pürieren.

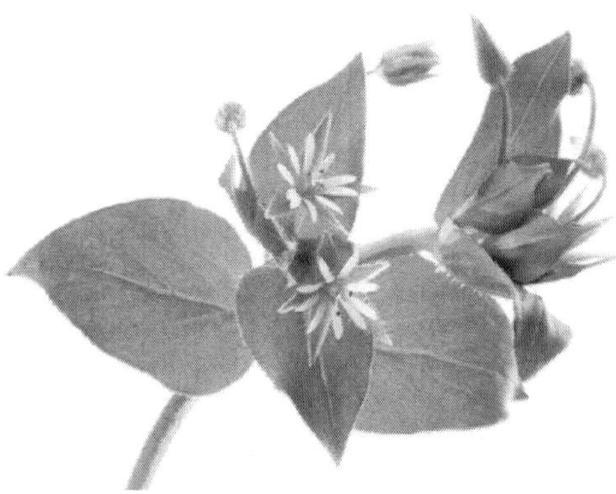

Rucola-Kiwi-Smoothie

Kiwis haben in den kühleren Monaten Hochsaison und versorgen uns mit reichlich Vitamin C, Ballaststoffen, Eisen, Kalium und Calcium. Ein weiterer gesunder Inhaltsstoff ist Proleotynsäure. Diese senkt den Cholesterinspiegel und verbessert die Blutzirkulation im Körper.
Kiwis regen den Harndrang und die Verdauung an, helfen bei Verstopfung und Ermüdungserscheinungen und reinigen das Blut.

1 Handvoll Rucola

3 EL Brennnesselpulver oder 1 Handvoll frische Brennnesseln
2 Kiwis
1 Banane
2 Mandarinen oder eine Orange
3-4 Prisen Zimt
Wasser

Den Rucola waschen. Die Banane, die Kiwis und die Mandarinen schälen. Alles grob zerkleinern, weitere Zutaten beigeben und unter Zugabe von Wasser im Mixer pürieren.

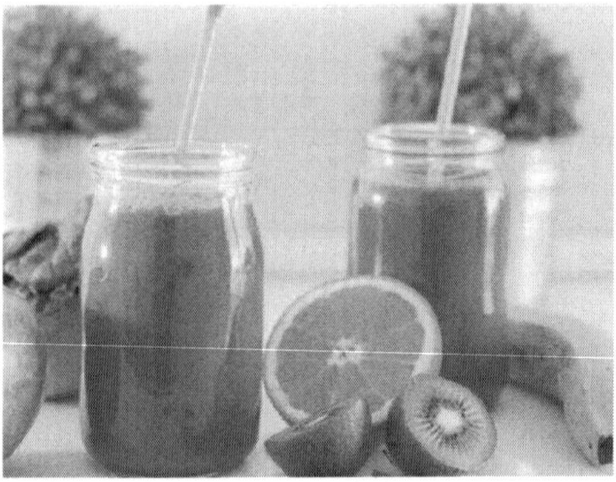

Orangen-Feigen-Smoothie

Feigen sind nicht nur für Sportler die perfekte Energiequelle. Auch wenn sie nicht gerade zu den kalorienärmsten Früchten zählen, sind sie in Maßen, auch für Figurbewusste eine gute Wahl. Reich an Kalium unterstützen sie effektiv den Energiestoffwechsel. Weitere Mineralstoffe und Vitamine wie Vitamin C, Provitamin A und B Vitamine, Natrium, Calcium, Phosphor, Magnesium und Eisen machen Feigen zu einer wahren Powerfrucht. Ein hoher Ballaststoffanteil von 13% sorgt zudem für eine gute Sättigung und eine gesunde Verdauung.

3 Orangen
2 Karotten
1 Apfel
1-2 getrocknete Feigen
1 cm Stück Ingwer
2 TL Chiasamen
Wasser

Die Orangen und den Ingwer schälen. Alles grob zerkleinern und mit den übrigen Zutaten unter Zugabe von Wasser im Mixer pürieren.

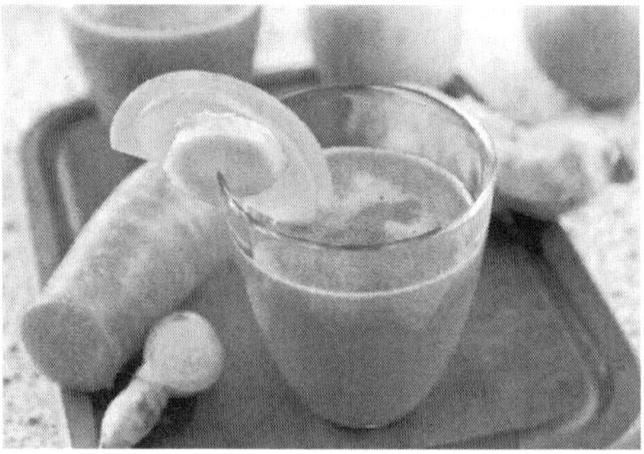

Kürbis-Cashewkern-Smoothie

Obwohl jeder Cashewkerne zu den Nüssen zählt, sind sie streng genommen Steinfrüchte. Cashewkerne enthalten zwar viel Fett, aber Gutes. Ihre ungesättigten Fettsäuren senken den Cholesterinspiegel und somit Erkrankungen des Herz-Kreislauf-Systems. Nicht umsonst sind Cashewkerne als Nervennahrung bekannt, B-Vitamine steigern die Konzentrationsfähigkeit.

1 faustgroßes Stück Kürbis (z.B. Hokkaido)
2 Bananen
2 EL Cashewkerne
5-6 Datteln
1 TL Zimt
Wasser

Die Bananen schälen. Den Kürbis entweder roh verwenden, wer mag kann ich auch kurz dünsten. Alle Zutaten grob zerkleinern Wasser beigeben und im Mixer pürieren.

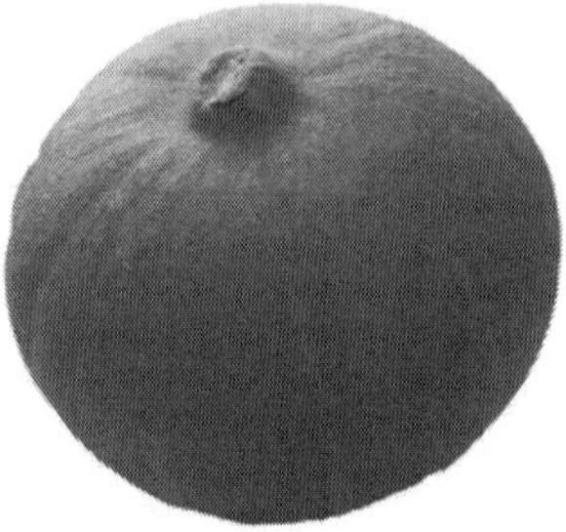

Mango-Chili-Smoothie

Chili wirkt anregend, antibakteriell, durchblutungsfördernd, kreislaufanregend und schweißtreibend. Außer seiner wundervollen Eigenschaft, dass er uns erwärmt, hilft er uns zudem bei Muskelkater, Appetitlosigkeit, Rheuma, Verspannungen und Blähungen.

1-2 Handvoll Feldsalat
1 Banane
1 Orange
1 Mango
½ Avocado
5-6 entkernte Feigen
½ Teelöffel Lebkuchengewürz
1 Prise Chilipulver
Wasser

Das Grüne waschen. Die Orange, die Banane und die Mango schälen, das Mangofleisch vom Kern lösen. Die Avocado halbieren und das Fleisch herauslöffeln und mit den übrigen Zutaten unter Zugabe von Wasser im Mixer pürieren.

Grünkohl-Pomelo-Smoothie

Im Oktober beginnt die Saison der Pomelo, die man meist daran erkennt, dass sie in einem Netz verpackt ist. Die Pomelo ist eine Kreuzung aus Grapefruit und Pampelmuse und sieht ein bisschen aus wie eine übergroße Grapefruit. Ihr Geschmack ist angenehm süss, dabei ist sie reich an Vitamin C, Kalium, Magnesium und Phosphat gesund und kalorienarm. Ihr Bitterstoff Limonin regt die Darmtätigkeit an.

6-7 Blätter Grünkohl
2 Äpfel
½ Pomelo
1 gehäufter Teelöffel Honig
1 Prise Zimt
Wasser

Den Grünkohl und die Äpfel waschen. Die Pomelo schälen, alles grob zerkleinern und unter Zugabe von Wasser und der übrigen Zutaten im Mixer pürieren.

Gut zu wissen! Bei der Pomelo kann es wie bei der Grapefruit zu Wechselwirkungen mit verschiedenen Medikamenten kommen. Sprich im Zweifelsfall mit deinem Arzt!

Wirsing-Granatapfel-Smoothie

Der Granatapfel ist eine echte Anti-Aging Frucht, den er steckt voller Antioxidantien. Dabei wirken alle Inhaltsstoffe des Granatapfels zusammen. Bioaktive Stoffe wie Polyphenole, Flavonoide, Tannine, die als Radikalfänger arbeiten. Außerdem Pektine, Kalium, einige B-Vitamine, Vitamine E und Vitamin K. Mit dieser Fülle an Antioxidantien schützen wir den Körper vor schädlichen Einflüssen und verlangsamen so den Alterungsprozeß.

4-5 Blätter Wirsing
1 Handvoll Feldsalat
2 Äpfel
1 Granatapfel (ohne Schale)
Saft einer ½ Zitrone
1 cm Stück Ingwer
1 Prise Himalaya-Salz
Wasser

Das Grüne und die Äpfel waschen. Den Ingwer und den Granatapfel schälen, die Zitrone auspressen. Die Zutaten grob zerkleinern und unter Zugabe von Wasser im Mixer pürieren.

Gut zu Wissen! Granatapfel reift nicht nach, daher solltet ihr bereits beim Kauf darauf achten, dass ihr eine reife Frucht erwischt. Eine gelblich-rote bis tiefrote Schale zeigt, dass die Frucht reif ist.

Rucola-Birnen-Smoothie

Für den leicht scharfen Geschmack des Rucola sind die Senföle (Glukosinolate) verantwortlich, die zu den sekundären Pflanzenstoffen zählen. Sie besitzen viele gesundheitsförderliche Wirkungen, u.a. wirken sie antibakteriell und können gegen Krebszellen wirksam sein. Zudem ist Rucola reich an Vitamin C, Eisen, Calcium und Kalium.

1 Handvoll Feldsalat
½ Bund Rucola
2 Birnen
1 TL Honig
1 cm Stück Ingwer
Wasser

Das Grüne und die Birnen waschen. Den Ingwer schälen, alle Zutaten grob zerkleinern und unter Zugabe von Wasser im Mixer pürieren.

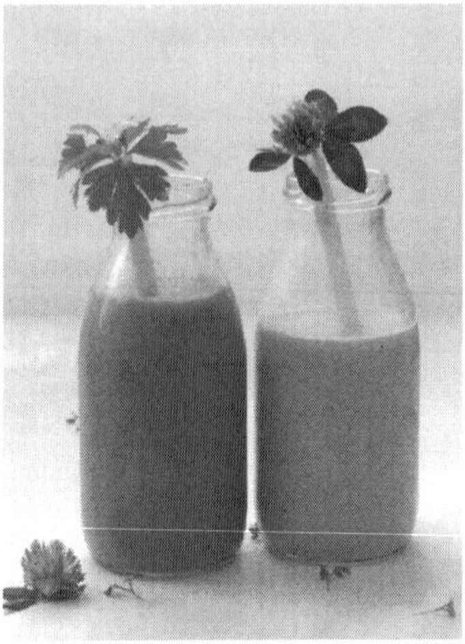

Notizen

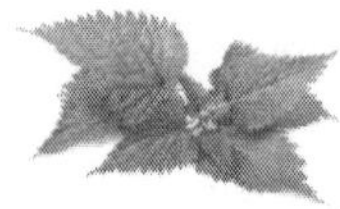

Notizen

Fragen und Antworten

Was bedeutet „Smoothie"?

Smoothies („smooth" – cremig, gleichmäßig, fein) ist eine aus dem amerikanischen stammende Bezeichnung für Mixgetränke aus Obst und Milchprodukten. Hierbei wird meist die ganze Frucht im Mixer püriert, bis eine cremige Masse entsteht. Mittlerweile gibt es verschiedene Arten von Smoothies, grüne Smoothies bestehen aus Blattgrün und Obst, reine Obstsmoothies oder Smoothies, die mit z.B. mit Milchprodukten oder anderen Flüssigkeiten wie Kokoswasser verfeinert werden.

Wieviel Wasser/Flüssigkeiten gebe ich den Zutaten bei?

Wenn die Zutaten im Mixer sind, gebe ich so viel Flüssigkeiten hinzu, bis ca. 1/3 des Mixers gefüllt ist, dann wird gemixt und ich prüfe die Konsistenz und gebe bei Bedarf noch etwas mehr hinzu.

Sind Smoothies wirklich so gesund?

Ja. Smoothies sind reich an Antioxidantien, Vitaminen und Mineralstoffen, die unser Körper in zerkleinerter, „vorgekauter" Form noch besser verwerten kann. Gerade bei Blattgrün werden im Mixer die Zellwände aufgebrochen, so dass der Körper, die in den Pflanzenzellen enthaltenen Nährstoffe nahezu vollständig aufnehmen kann. Auch Gemüsesorten, die wir sonst nicht so gerne essen, werden in Kombination mit Obst zu einem Powerdrink, der wirklich schmeckt.

Was ist Chlorophyll?

Chlorophyll ist das Farbpigment, das allen grünen Pflanzen ihre Farbe verleiht, umso mehr Chlorophyll eine Pflanze enthält desto größer ist auch unser gesundheitlicher Nutzen daraus. Es unterstützt uns beim Aufbau neuer Blutzellen und reinigt es und umso gesünder unser Blut ist, desto gesünder sind wir. Chlorophyll hilft bei der Wundheilung und ist wirksam in der Krebsprävention und Krebsbekämpfung. Chlorophyll nährt, vitalisiert und heilt.

Was bewirken Antioxidantien?

Antioxidantien schützen unsere Zellen vor freien Radikalen. Sie springen da ein wo freie Radikale unsere Zellen schädigen wollen und fangen diese ab und helfen uns somit maßgeblich dabei gesund und jung zu bleiben. Wichtige Antioxidantien sind Vitamin C, Vitamin E, Spurenelemente wie Zink, Eisen oder OPC das in Traubenkernen enthalten ist. Obst, Gemüse und Kräuter stecken voller Antioxidantien und sollten ein wesentlicher Bestandteil unserer Ernährung sein.

Warum werden alle Zutaten roh verwendet?

Kochen und Braten geht immer einher mit Vitamin- und Mineralienverlust, umso naturbelassender die Produkte sind, desto größer ist der gesundheitliche Benefit.

Kann ein Smoothie auch mal eine Mahlzeit ersetzen?

Voll und ganz. Wir alle sitzen zu viel, zu schwere Nahrung macht uns müde und antriebslos. Ein grüner Smoothie ersetzt eine Mahlzeit und man fühlt sich trotzdem leicht, ergo, kein Mittagstief, keine Konzentrationsschwäche und da du deinen Körper mit natürlichem Zucker versorgst, hast du auch weniger Lust auf Süßigkeiten. Ein Smoothie enthält alles was wir für unsere Körperfunktionen brauchen, er nährt uns ohne zu belasten, macht uns fit und holt uns aus dem Mittagstief.

Wieviel Smoothies sollte ich trinken?

Grüne Smoothies enthalten weniger Kalorien als reine Obstsmoothies und können daher auch ungenierter genossen werden. Bei grünen Smoothies kann man pro Tag bis 1-1,5Liter trinken, bei reinen Obstsmoothies ungefähr bis 0,5 Liter. In dieser Größenordnung ersetzt man aber schon eine Mahlzeit damit. Im Normalfall reichen aber 1-2 Gläser um uns mit allen wichtigen Vitaminen und Mineralstoffen zu versorgen.

Kann man Blattgrün einfrieren?

Immer wieder werde ich gefragt, ob man Blattgrün auch einfrieren kann. Ja, das kann man! Gerade wenn man zu viel eingekauft hat und dieses nicht verderben lassen möchte, bietet sich das Einfrieren besonders an. Dazu mixe ich das Blattgrün mit etwas Wasser, so dass eine breiige cremige Flüssigkeit entsteht. Frisch zubereitet fülle ich so meinen Brei-Smoothie in Eiswürfelbehälter ab und dann ab ins Gefrierfach damit. So hat man immer was im Haus und kann man bei der Zubereitung diese ganz einfach portionieren und der Smoothie wird sogar noch angenehm gekühlt serviert.

Kann man Obst einfrieren und wie?

Ja, auch Obst lässt sich problemlos einfrieren und bleibt im Gefrierfach ca. 6-8 Monate haltbar. Damit möglichst wenig Vitamine verloren gehen, wäre es optimal das Obst direkt nach der Ernte direkt einfrieren. Davor sollte man sein Obst prüfen, es sollte reif, aber nicht überreif sein, auch Druckstellen sollten entfernt oder das entsprechende Obst aussortiert werden. Wer Platz sparen möchte, dem empfehle ich das Obst ebenfalls zu pürieren und dann einzufrieren, ansonsten einfach das Obst wenn nötig entkernen und dann so wie es ist in Gefrierbeutel luftdicht einpacken und dann ab ins Gefrierfach damit.

Auch ganze, reife Bananen kann man komplett ins Gefrierfach geben, die Schale dunkelt nach, schadet der Qualität der Banane aber nicht im Geringsten. Kurz vor der Verwendung nimmst du die Banane aus dem Gefrierfach, läßt diese auftauen, dann kannst du sie leicht schälen und sofort verwenden.

Kann ich einen herkömmlichen Mixer verwenden?

Viele Meinungen sagen, dass optimale Smoothie Resultate nur mit einem Hochleistungsmixer zu erreichen sind. Aber man kann durchaus mit einem herkömmlichen Mixer sehr gute Smoothies zaubern. Ich würde empfehlen das Obst etwas zu zerkleinern und sehr faserige Stängel nicht zu verwenden, auch keine Kerne, dann wirst du auch mit einem „normalen" Mixer nicht enttäuscht und kannst wunderbare Smoothies herstellen. Wer einen Hochleistungsmixer besitzt kann selbst Avocadokerne, die voller Antioxidantien stecken, zugeben und in einen cremigen Traum verwandeln.

Was mache ich, wenn mir eine Zutat für ein Rezept fehlt?

Ganz einfach, etwas anderes nehmen. Mit der Zeit entwickelt man sowieso ein ganz eigenes Verständnis dafür was einem besonders oder auch überhaupt nicht schmeckt und die Rezepte werden mehr und mehr Vorschläge, die man flexibel für sich erweitert oder auch verändert. Das Variieren der Rezepte ist ausdrücklich erwünscht!

Welche Kerne kann ich smoothen?

Zum einen ist das abhängig von der Mixerleistung, aber auch vom Geschmack. Kerne haben oft hochkonzentrierte Inhaltsstoffe, einige kann man gerne verwenden, andere sollte man besser nur ab und an oder auch gar nicht verwenden. Aprikosenkerne und Kirschkerne enthalten eine Vorstufe von Blausäure und sollten nicht gegessen werden. Avocadokerne hingegen stecken voller Antioxidantien, Kerne aus Zitrusfrüchten wirken desinfizierend, die Kerne der Zitrone geben beim mixen ihr Öl frei und schützen vor Durchfall und reinigen den Darm. Apfelkerne und Kürbiskerne können ebenfalls ab und an verwendet werden. Gerade Apfelkerne enthalten Pektin, schützen den Darm und haben reinigende Wirkung. Ich verwende die Apfel- Zitronen-. und

Birnenkerne immer, Avocadokerne und Kürbiskerne ab und an, alle weiteren Kerne verwende ich nicht.

Wie lange kann ich einen Smoothie aufbewahren?

Am besten schmeckt ein Smoothie frisch, grüne Smoothies lassen sich wegen ihrer Antioxidantien aber bis zu 3 Tagen licht und luftgeschützt im Kühlschrank aufbewahren. Obstsmoothies sollten am besten innerhalb desselben Tages getrunken werden.

Wo sollte ich meine Zutaten kaufen?

Am besten im Bioladen oder auf dem Wochenmarkt. Zusätze wie z.B. Ahornsirup, Matcha Tee, Chia Samen im Reformhaus. Biologisch angebaute Gemüse enthalten weniger Schadstoffe und umso frischer die Ware ist, desto vitaminreicher ist sie auch. Auch eine zu lange Lagerung sorgt für Vitaminverlust.

Warum sollte ich immer wieder anderes Blattgrün verwenden?

Fast jedes Blattgrün enthält Alkaloide (Oxalsäure), manche mehr und manche weniger. Besonders reich an Oxalsäure sind z.B. Blattspinat und Sauerampfer. Daher empfehle ich immer die jungen Blätter zu verwenden, da diese nicht nur milder im Geschmack sind, sondern auch weniger Oxalsäure enthalten. In Maßen sind diese Alkaloide gut verträglich, wenn man jetzt aber über Wochen nur Blattspinat in seinen Smoothies verarbeitet, kann es zu Vergiftungserscheinungen wie Durchfall, Kopfschmerzen und Übelkeit kommen. Wenn du immer wieder das Blattgrün variierst bist du aber auf der sicheren Seite und kleine Mengen davon stärken sogar unser Immunsystem.

Der Smoothie schmeckt nicht, was tun?

Zu süss – gebe mehr Blattgrün hinzu

Zu bitter – das Blattgrün ist zu dominant, gebe mehr Obst hinzu um den Geschmack etwas zu überdecken, am besten eignen sich Obstsorten, die reich an wasserlöslichen Ballaststoffen sind z.B. Erdbeeren, Johannisbeeren, Birnen, Mango oder Bananen

Zu dickflüssig – gebe mehr Flüssigkeit hinzu

Zu flüssig – gebe mehr Obst hinzu, am besten eine Birne oder Banane

Die wichtigsten Mineralstoffe und Vitamine

„Wer ein Übel erkennt, hat es schon fast geheilt."
(Prentice Mulford)

Salate, Gemüse und Obst sind reich an Mineralstoffen und Vitaminen, doch weiss man oft gar nicht genau, warum diese für einen gesunden Körper so wichtig sind, hier die Wichtigsten etwas detaillierter im Überblick. (Quelle: gesundheit.de)

Kalium Die wohl wichtigste Rolle spielt Kalium bei der Übertragung von elektrischen Impulsen an Muskel- oder Nervenzellen. Dabei wird der Kaliumspiegel vom Körper streng reguliert. Ist der Kaliumspiegel zu hoch oder zu niedrig, kann es zu Fehlfunktionen der Muskulatur kommen. Gemeinsam mit Natrium ist Kalium auch für die Tätigkeit des Herzmuskels verantwortlich. Dabei ist ein ausgeglichener Natrium- sowie Kalium-Haushalt wichtig. Je mehr Natrium aufgenommen wird, desto mehr Kalium scheidet der Körper aus. Eine weitere wichtige Aufgabe von Kalium liegt in der Aufrechterhaltung des osmotischen Drucks in den Zellen und somit an der Regulation des Flüssigkeitshaushalts im Körper.

Calcium Die Hauptaufgabe von Calcium, das auch Kalzium genannt wird, ist es, im Körper Hartgewebe zu bilden. Dadurch ist es für die Entstehung, das Wachstum und die Neubildung von Knochen und Zähnen unabdingbar. Besonders Babys, Kinder und ältere Menschen haben einen hohen Bedarf an Kalzium. Neben der Bedeutung bei der Mineralisation von Knochen und Zähnen wird Kalzium auch im Blutplasma benötigt, wo es verschiedene Aufgaben hat. Je nach Bedarf wird dazu Kalzium aus den Knochen, die als Depot dienen, abgegeben. Überschüssiges Kalzium scheidet der Körper einfach über den Stuhl aus.

Natrium Ist verantwortlich für die Fortleitung von Reizen entlang von Nerven. Außerdem halten beide die Funktion der Zellmembran und die Aktivierung zahlreicher Enzyme aufrecht. Natrium reguliert zusammen mit Kalium den Flüssigkeitshaushalt im Körper und somit auch den Blutdruck.

Magnesium hat zahlreiche Funktionen im menschlichen Körper. Es hat Einfluss auf die Reizübertragung vom Nerven auf den Muskel, auf die Freisetzung von Adrenalin und die Knochenmineralisation. Magnesium hat Führungsqualitäten, die sich vor allem im Stoffwechsel abspielen: Es besänftigt gereizte Nervenleitbahnen und entspannt unsere Muskeln, außerdem versorgt es unsere Zellen mit frischer Energie. Was passiert bei einem Mangel? Auch hier kann es zu Osteoporose kommen, weil Magnesium auf der Stoffwechselebene auch am Knochenbau beteiligt ist. Zudem fühlen wir uns bei Magnesiummangel unausgeglichen, leiden leichter unter Reizbarkeit oder Muskelverspannungen und können uns schlechter konzentrieren. Deshalb nehmen Ausdauersportler gern zusätzlich Magnesium ein.

Phosphor ist ein wichtiger Mineralstoff, der über die Nahrung als Phosphat aufgenommen wird. Er sorgt zusammen mit Kalzium für die Festigkeit von Knochen und Zähnen, spielt eine Rolle bei der Energiegewinnung, beim Aufbau der Zellwände und als Puffersubstanz im Blut. Phosphor hat zahlreiche Funktionen im menschlichen Körper, seine Bedeutung ist seit Anfang des 20. Jahrhunderts bekannt. Phosphor ist wesentlich an der Mineralisation der Knochensubstanz beteiligt. Zudem spielt er – als Bestandteil des Energieträgers Adenosintriphosphat – eine wichtige Rolle bei der Energiespeicherung und Energiebereitstellung. Eine weitere Funktion ist die als Puffer im Säure-Basen-Haushalt – er hilft dabei, den pH-Wert des Blutes zu stabilisieren.

Eisen ist ein lebensnotwendiges Spurenelement. Es kommt im Organismus im roten Blutfarbstoff, im Muskeleiweiß und in zahlreichen Enzymen vor. In den roten Blutkörperchen transportiert es den Sauerstoff, außerdem spielt das metallische Element eine Rolle bei der Energiegewinnung und der Herstellung zahlreicher wichtiger Stoffe. Eisen hat vor allem mit den Prozessen zu tun, bei denen Sauerstoff eine Rolle spielt: So wird es für die Oxidationsprozesse und damit Energiegewinnung in der Zelle und die Zellatmung benötigt, ist zuständig für die Sauerstoffspeicherung im Myoglobin, dem roten Muskelfarbstoff und – gebunden an Hämoglobin, dem Blutfarbstoff der roten Blutkörperchen – für den Transport des Sauerstoffs im Blut zu den Zellen. Daneben ist Eisen an der Bildung verschiedener Enzyme beteiligt.

Zink ist unverzichtbar für unsere Gesundheit. Das Spurenelement spielt in einer Vielzahl von Stoffwechselreaktionen eine Rolle: Es ist an der Funktion von etwa 300 Enzymen des Zellstoffwechsels beteiligt und in 50 Enzymen enthalten. Zink ist wichtig für das Wachstum, die Haut, die Insulinspeicherung und die Eiweißsynthese, die Spermienproduktion und das Immunsystem. Zink ist ein essentielles Spurenelement und für zahlreiche Prozesse in unserem Körper unentbehrlich. So ist die Abwehrfunktion unseres Körpers vom Zinkhaushalt abhängig.

Folsäure ist ein Vitamin der B-Familie. Dieses Vitamin ist notwendig für die Vorgänge der Zellteilung und damit der Zellneubildung. Unser Körper bildet ständig neue Zellen. Deshalb spielt Folsäure von Anfang an eine entscheidende Rolle. Folsäure ist besonders in grünem, frischem, ungekochtem Gemüse vorzufinden. Schwangere haben einen doppelt so hohen Bedarf an diesem Vitamin. Neuerdings wird auch der Einsatz von Folsäure bei Darmkrebs und zur Vorbeugung von Arteriosklerose diskutiert.

Biotin wurde ursprünglich als Vitamin-H bezeichnet, da man schon früh seine Bedeutung für Haut und Haare erkannte. Wie Folsäure gehört Biotin jedoch zum Vitamin-B-Komplex und ist als Vitamin-B7 bekannt. Biotin ist wasserlöslich und kann von den Proteinen Streptavidin und Avidin gebunden werden. Sowohl für den Fettstoffwechsel und den Stoffwechsel der Kohlenhydrate und Eiweiße, als auch im Zellkern spielt Biotin eine wichtige Rolle. Ebenso ist es an der Regulierung des Blutzuckerspiegels beteiligt.

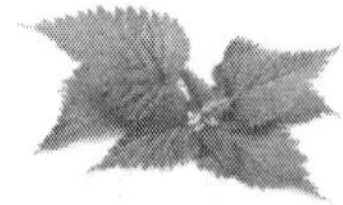

Vitamin A wird in unserem Körper für die Aufrechterhaltung der unterschiedlichsten Prozesse benötigt. Besonders bedeutsam ist es für den Sehvorgang. Daneben nimmt Vitamin A auch Einfluss auf den Aufbau der Haut und der Schleimhäute, indem es das Zellwachstum fördert. Da Vitamin A das Wachstum der Haut und der Schleimhäute fördert, hat es auch eine positive Wirkung auf unser Immunsystem – denn sind die Haut und die Schleimhäute gesund, können Bakterien oder Viren schwerer in unseren Körper eindringen.

Vitamin B1 nimmt im Körper entscheidenden Einfluss auf das zentrale sowie das periphere Nervensystem. Hier ist es vor allem für die Erregungsübertragung zwischen Nerv und Muskulatur von Bedeutung: Vitamin B1 beeinflusst die Neurotransmitter GABA und Serotonin und fungiert als Antagonist von Acetylcholin. Auch am Stoffwechsel einiger Neurotransmitter ist Vitamin B1 beteiligt. Zudem spielt es eine wichtige Rolle bei der Regeneration des Nervensystems nach Erkrankungen oder Traumen. Daneben ist Vitamin B1 als Coenzym an der Gewinnung von Energie aus der Nahrung beteiligt. Deswegen kann ein Vitamin B1-Mangel insbesondere im Kohlenhydratstoffwechsel für schwere Störungen sorgen.

Vitamin B2 auch Riboflavin oder Lactoflavin genannt – spielt im Körper eine wichtige Rolle bei der Umwandlung von Nahrung in Energie.

Vitamin B6 ist im Körper entscheidend am Aufbau und Umbau von Eiweißen beteiligt. Es stellt nämlich ein wichtiges Coenzym für den Stoffwechsel der Aminosäuren dar. Coenzyme sorgen als Bestandteil von Enzymen gemeinsam mit diesen dafür, dass biochemische Reaktionen schneller ablaufen. Beim Aminosäurestoffwechsel werden Aminosäuren in körpereigene Stoffe umgewandelt. Dazu gehören unter anderem die Botenstoffe Serotonin, Histamin und Dopamin. Während Histamin bei allergischen Reaktionen des Körpers eine Rolle spielt, sind Serotonin und Dopamin für das Empfinden von Glücksgefühlen von Bedeutung. Vitamin B6 ist auch am Stoffwechsel des zentralen Nervensystems beteiligt. Darüber hinaus spielt dieses Vitamin auch bei der Bildung von Hämoglobin –dem roten Blutfarbstoff – und Gallensäure eine wichtige Rolle und ist zudem unverzichtbar für die Immunabwehr. Schließlich ist Vitamin B6 auch für das Wachstum und die Entwicklung unseres Körpers von Bedeutung. Deswegen ist während der Schwangerschaft neben einer ausreichenden Versorgung mit Folsäure und Vitamin B12 auch auf eine genügend hohe Dosierung von Vitamin B6 zu achten.

Vitamin C Schutz vor freien Radikalen - dadurch leistet es einen Beitrag zum verbesserten Zellschutz. Stimulierung des Immunsystems - dadurch wird das Infektrisiko gesenkt. Vitamin C ist für die Bildung von Kollagen und bei der Steroidsynthese ein wichtiger Faktor. Die Eisenaufnahme aus der Nahrung wird verbessert, Vitamin C trägt zur besseren Entgiftung bei erhöhter Schwermetall- oder Umweltbelastung bei.

Vitamin K spielt in unserem Körper in erster Linie für die Blutgerinnung eine zentrale Rolle: Es ist nämlich an der Herstellung von Eiweißen beteiligt, die als Gerinnungsfaktoren dafür sorgen, dass Blutungen gestoppt werden. Vitamin K ist in der Leber dafür verantwortlich, dass inaktive Vorstufen dieser Gerinnungsfaktoren aktiviert werden. Ist kein Vitamin K im Körper vorhanden, können die Gerinnungsfaktoren folglich nicht umgewandelt werden. Daneben ist Vitamin K aber auch für den Stoffwechsel des Bindegewebes sowie der Knochen von Bedeutung. Gemeinsam mit Vitamin D und verschiedenen Proteinen sorgt Vitamin K dafür, dass die Knochen gefestigt werden: Dadurch sinkt das Risiko für einen Knochenbruch sowie für Osteoporose. Doch nicht nur auf die Knochen, sondern auch auf das Herz-Kreislauf-System soll sich Vitamin K positiv auswirken, indem es vor Kalzium-Ablagerungen in den Arterien schützt.

Vitamin E gehört genau wie Vitamin A und Vitamin C zu den Antioxidantien und stellt somit in unserem Körper einen wichtigen Radikalfänger dar. Freie Radikale sind aggressive Verbindungen, die durch chemische Reaktionen, Rauchen, Stress oder durch die Einwirkung energiereicher Strahlen wie beispielsweise Sonnen- oder Röntgenstrahlen entstehen. Sie schädigen im Körper Eiweiße, die Struktur der Zellen und auch die DNA. Durch seine zellschützende Funktion soll Vitamin E Alterungsprozesse verlangsamen und vor Krebs und Herz-Kreislauf-Erkrankungen schützen können. Neben seiner Wirkung als Antioxidans soll Vitamin E auch die Steuerung der Keimdrüsen beeinflussen. Es wird deshalb auch als Antisterilitätsvitamin bezeichnet.

Nachwort

Ich hoffe, ich konnte dich für meine Lieblingsrezepte begeistern und meine Freude an der Zubereitung verschiedenster Smoothies mit dir teilen. Wenn dir das Buch gefallen hat würde ich mich sehr über eine Bewertung freuen.

Und jetzt ab durch den Herbst hinein in den Winter, mit maximaler Vitalität, Leichtigkeit und unbeschwertem Genuss. Ich hoffe, du hast deinen persönlichen Lieblingssmoothie bereits für dich entdeckt.

Denn das Leben ist bunt und gesund leben macht Spaß!

Monika Grande

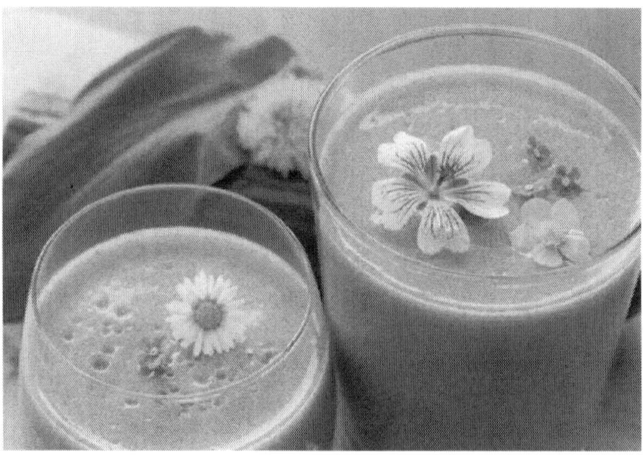

Rechtliches und Impressum

Die Inhalte dieses Buches wurden nach bestem Wissen erstellt und dienen zu Informationszwecken. Der Inhalt dieses Buches ist nicht als medizinischer Ratgeber zu verstehen. Für Richtigkeit und Vollständigkeit wird keine Haftung übernommen, entsprechendes gilt für Schäden durch den Gebrauch oder Missbrauch der in diesem Buch enthaltenen Informationen.

7073183R00050

Printed in Germany
by Amazon Distribution
GmbH, Leipzig